LOCUS

LOCUS

LOCUS

LOCUS

Fortune Telling with Food

吃出人格吃運氣

Noriko Kuriyama (栗山德子)⊙著
薛芸如⊙譯

smile031

吃出人格吃運氣

作者：栗山德子 (Noriko Kuriyama)
譯者：薛芸如　插圖：黃南楨
責任編輯：韓秀玫　美術編輯：何萍萍
法律顧問：全理法律事務所董安丹律師
Copyright © 1996 by Noriko Kuriyama & Patrick E. Donnellan
(Complex) Chinese Edition Copyright ©2000 by Locus Publishing Co.
This book was originally published in Japanese by
Kuriyama Health &
Nutrition Research Institute
Japan Natural Food Association
under the title *Fortune Telling with Food* in 1969
This Chinese edition is translated from the American edition titled
Fortune Telling with Food: How Foods Change Your Body & Character
published by American Orient International, Inc.
All Rights Reserved.

出版者：大塊文化出版股份有限公司　e-mail : locus@locus.com.tw
台北市105南京東路四段25號11樓　**讀者服務專線：080-006689**
TEL：(02) 87123898　FAX：(02) 87123897
郵撥帳號：18955675　戶名：大塊文化出版股份有限公司
總經銷：北城圖書有限公司　地址：台北縣三重市大智路139號
TEL：(02) 29818089 (代表號)　FAX：(02) 29883028　29813049
製版：源耕印刷事業有限公司　版權所有　翻印必究
初版一刷：2000年6 月
定價：新台幣 220 元
ISBN957-0316-14-4
Printed in Taiwan

前言

近年來盛行占卜預測未來。市面上到處充斥著占星術、諾斯查丹瑪斯預言(Nostradamus)、手相、塔羅牌、碟仙等等，多得不數不清。但卻沒看過一本是用食物來作為決定人性格與運勢的書。

我們所吃的食物確實對運勢、健康、幸福、工作與事業有很大的影響。本書將逐項地就人對食物的好惡來檢驗性格，同時也提供檢測的圖表給讀者，還可擴及伴侶、家人與朋友，看看大家的性格與運勢。只要改變自己飲食，使之更均衡，性格與運勢自然就會得到改善。

本書最初是日文版，於一九六九年出版，這是家父栗山毅一數十年來以人身實驗天然食品及栗山健康與營養研究所（栗山食事研究所）數千名會員一對一的諮詢成果，而栗山正是日本最大也最為人信服的健康與營養專業企業。這個研究所與它的食物產線生力軍——日本自然食物協會，近七十年來就食物與營養長期提供了完善的指導與建議，目前有十六個講習所分布在全日本，每個月合計有三萬名左右的固定參加者，研討的範圍遍及健康、營養、疾病防治、飲食指導與諮商等。每位參與者都是家庭的一分子，也就表示這些年有數以萬計的人受惠於栗山養生哲學。

栗山食事研究所是家父七十年前創設，遠早於把圖表數據加總的營養師、從事有機農業的農民、買東西老算卡路里的人。家父很早就開始倡導天然食物的益處，對家父而言，這是攸關生死的問題。

早年家父在東京唸書，身邊兩位至友死於結核，後來自己也罹患相同疾病，回到故鄉九州後，當時就連我的祖父母都以為愛子將不久於人世。在家鄉父親試過幾種藥方，無意間在書上看到柏拉圖與愛迪生的飲食，他們都崇尚天然食物，生吃天然果蔬。於是他決定自己親身試法，他先去買了三隻猴子，餵食不同的食物，來確定牠們的健康受到何種影響。

聽起來很不實際？美國政府可不這麼想。根據讀賣新聞美聯社一九九四年八月三十一日報導，美國政府在該年投入一百萬美金給馬里蘭大學進行一項十年計畫，在二十七隻恆河猴身上做各種飲食研究。而家父早在七十年前就已經做過相關研究了。

家父的研究發現，生食蔬菜、水果的猴子比其他吃熟食或生熟雜食的猴子健康狀況良好、友善，學得更快；只吃熟食的猴子習性猶如野猴。家父並未排斥熟食，但在對猴子進行研究的同時，他也不斷地蒐尋文獻記載好證實生食蔬果可以讓他重新獲得健康。事實證明的確有效，他治好了結核病，以及其他併發症狀。家父決定與更多的人分享研究結果，於是回到本州，在各大都市推廣他的養生之道。當時這一套自然食療的養生之說是前所未有的，一般人皆視之為異類，甚至曾遭被鄉村警察逮捕訊問。不過父親始終不曾放棄，持續努力研究推廣，也因此幫助很多人克服各種疑難雜症。慢慢地有些人組織起來，雖不能立竿見影，但確實奉行家父「自然最好」飲食之道的人越來越多。

家父於是創設了健康營養研究中心（栗山食事研究所），這許多年來，他也成為受人敬重的知名飲食權威。除了提供營養諮商，還倡導自然食療。他曾經指導人如何為某種特殊目的搭配飲食，並且成為好幾本暢銷書的作者，也應邀上廣播、電視節目。家父曾為許多日本政界聞人、影星、企業家提供個人健康與生活模式的諮詢；也在銀行及幾家大公司舉辦過研習會。連御醫都曾諮詢他的意見。然而他的初衷是讓一般大眾也能獲得這種知識，所以經常舉辦講習會與演講。

家父於一九九一年以九十六高壽往生，過去他不斷地演講、提供諮詢，並且一直是栗山研究所活躍又健康的會長，卻由於摔斷臀骨的併發症辭世，如果不是這個無法治癒的傷，家父曾宣稱他可以活到一百一十歲。年輕時險遇鬼門關，到最後成為人人尊敬、深諳養生之道的耆宿，家父被大家稱為栗山「博士」。他一手創辦的研究所迄今仍繼續他的志業，每年也有愈來愈多的人學著如何由飲食改變生活。

我目前是栗山食事研究所的執行委員及資深營養顧問，藉由幾十年的經驗以及對會員或朋友提供諮商，我將性格測驗的書改編得較為有趣，除了以健全的營養為基礎之外，我還希望本書能引人深思。本書所傳達的訊息是飲食塑造了我們。生命中的每一分鐘，都給我們機會讓我們過得更好。從現在起開始吃新鮮蔬果及均衡的飲食，你整個人會覺得更好、健康更佳，更重要的是你會養成更健康的習慣，塑造一個全新的自己。本書是栗山研究所的英文出版品之一，著重在趣味性，不過接下來我們還有健康與營養的專書與烹飪的錄影帶。其中探討的主題也很嚴謹：美容、克服肥胖、讓自己變得健康也維持健康、如何預防疾病、如何準備可口、健康、營養、世界通吃的一餐……全都在實踐家父所創的健康養生之道。

祝你健康長壽

日本自然食普及會　栗山食事研究所
執行長／資深營養顧問　栗山律子

目錄

第一章　食物與人生

在科學進化之前，所有的自然現象都被視為上帝所為或是佛教輪迴的結果。文化習性與自然因果掌控著人類的命運。

人類世界與超自然現象之所以發生關係，宗教是影響深遠的先決條件。宗教信仰得到令人歎服的邏輯所支持，而通常也都繞著食物的話題打轉。如同我們在諸多宗教祭壇上看到的「牲禮」，食物的確在許多宗教中扮演重要角色。奉獻給神祇的供物被認為對族群的興衰有極大影響。食物依然在許多宗教祭典與儀式中，被視為主要的元素。在日本，魚和米釀成的酒仍廣泛使用在宗教儀式中。換言之，食物既是生命的必需，能否獲得足夠的食物就成為先民關切的問題。

在中國，數千年來一直都在追尋所謂的食物法則，進而影響與食物有關的許多風俗習慣與禁忌，甚至認為吃了某些東西會壞了運氣。猶太人的先知在沙漠中取食蜂蜜與蝗蟲，基督徒則視教會提供的麵包與葡萄酒為基督犧牲的象徵。釋迦牟尼在開悟之時，棄珍饈而就簡食，所有的宗教領袖都知道食物可以用來改變人的運道。其實，人類的歷史可視為一部食物史。經過長時間實際經驗所獲得的智慧，人類得知經過料理、熟食的美味。科學的發達結束了黑暗時代，準備食物的方法更加合理也更科學。漸漸地食物科學變得複雜起來，大家開始能接受提供刺激、更令人滿意的食物。

可惜的是，人也開始嚐試過去迴避的味道，往往導致營養惡化及食物腐敗。許多國家的料理多半源自隨手可得的素材及調味料，而在冰箱與罐頭發明之前，菜餚多以特定的方式加以保存。日本亦不例外。這些食品在今天被視為具有特色的美食。現代社會中各式各樣的新鮮食物，不分季節隨時可得；對健康有益的食物組合，更是多得不勝枚舉。不過我們每天也隨時看得到商店中的垃圾食品，雖然附有營養攝取表，實際上卻營養缺缺。從各種角度看，科學將人從許多與食物有關的禁忌解放，但得來的自由也同時讓人忘了從老祖宗傳承下來對食物所抱持的正確概念。

科學界正在分析遺忘食物法則的人與飲食得宜的人，身上所產生的反應。其中一組研究的是部分美國人犯罪與行為失當的原因，結果顯示有相當程度可能與日常飲食有關。這項研究也檢驗貧窮、教育程度低落、飲食失調、營養不良對社會行為的影響。即使攙有許多其他的社會因素，我們相信在某種程度上食物與行為相關。孩子只要無法得獲適當的營養，潛能勢必就不能充分地開發。營養不良的孩子無論是學習或心智發展，都不及營養均衡的孩子，甚至在學校的表現總跟不上(這個結果與家父在七十年前所做的研究不謀而合)。營養失調與成就低落會導致挫折感、疏離感、沒有自信，繼而造成孩子無論在學校或社會中都無法融入，甚至多半也不能見容於社會。營養不良最嚴重時稱為營養失調，人會因為無法吸收營養，甚至導致死亡。營養不良有許多不同的程度，而且不見得僅起因於經濟因素。

世界上多的是低收入但營養仍能維持均衡的人，只要他們懂得如何付諸實行；相反的，有許多人供得起吃，卻當自己是營養不良，老吃些「垃圾」食物，不僅為害身體，對家人健康也不好，最後真的變成營養不良。營養失調常與人體無法吸收營養有關，但還可分幾個階段。有些例子顯示，嚴重缺乏維生素A的人可能會有眼睛的病變，甚至造成失明。而嚴重缺乏由新鮮蔬果所攝取的維生素C者，極可能會引起壞血病或小病不斷。肥胖則易發生消耗熱量高於身體所需，也可能導致營養不良。這類人吃下驚人的垃圾食物與脂肪，未顧及營養的均衡，最後營養失衡到身體自以為會餓死，於是任何可能的要素都被轉化成脂肪屯積起來以維生，終致身體浮腫。壓力可能是導致肥胖的原因之一，人體轉變成酸性體質後會導致荷爾蒙失調。讓身體無法適當地利用養分。

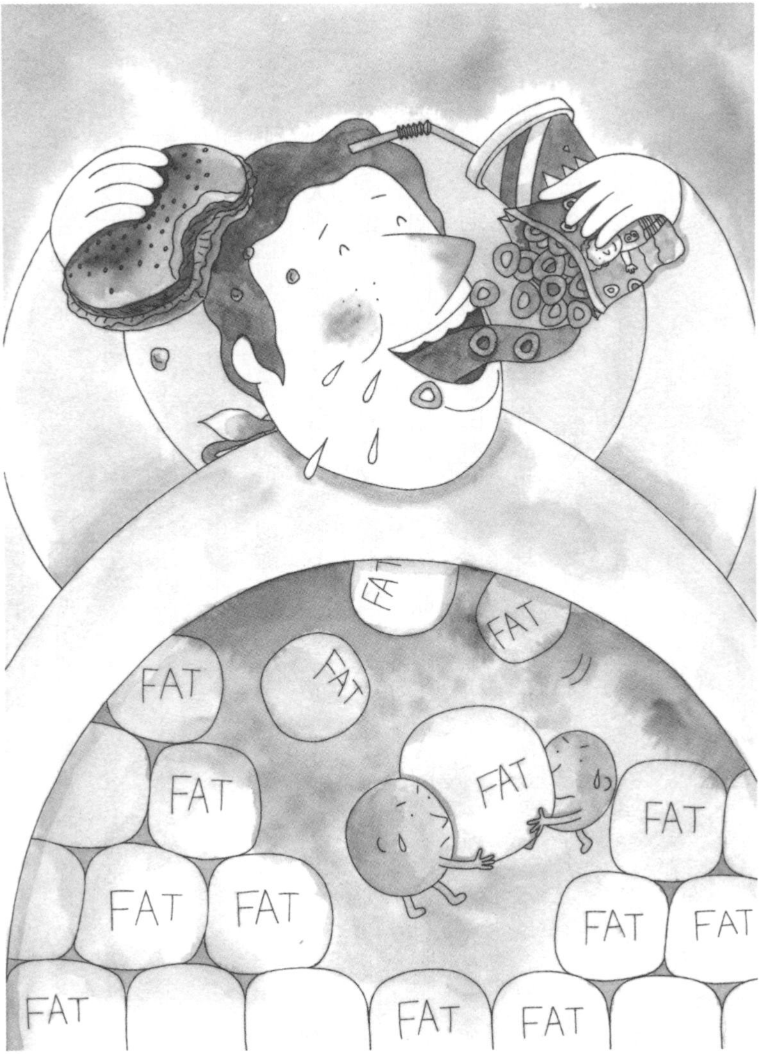
FAT
FAT
FAT
FAT
FAT
FAT
FAT
FAT
FAT
FAT
FAT
FAT
FAT

栗山倡導的營養觀，重點不在吃多少，而是吃什麼、怎麼吃。栗山的理念是人是可以愛吃多少就吃多少，並且還可以減重，以及矯治各種健康上的問題。當然，結果是為了讓人會變得更健康，更有活力，更快樂。

根據分析結果，顯示好運並非天成而是靠個人努力。正確的遵循自然法則可以讓人真正的幸福，因為人從中獲知如何與大自然協調。

在日本的神社，人們求購木箭與籤來預知未來，或投擲香油錢到賽錢箱中；有些佛寺在節慶時將炸年糕或大豆發給信眾，傳播幸運。

想以一己之力改變命運的人，往往對於支配身體、自然、食物的法則沒有清楚的認識，不僅徒勞無功，而且也做不到自我調養，甚至還被認為無知；盲目地依循世代相傳的食療法，或是被食品業者牽著鼻子走的人，無法瞭解每天端上餐桌的菜餚對身體影響有多大。這些人輸在基本的求生競賽場上，他們學不到所謂最適的生存法則。

科學讓我們對科技有所認知，當然也讓生活更加方便，但同時更陷我們於許多威脅中而不自知。thalidomide病與發生在富山縣的「痛痛病」導源於工業廢棄物。輻射線與處處充斥的工商業污染源更不容輕忽。防腐劑、殺蟲劑、色素、螢光劑、漂白劑確實會毒害我們的食物來源。我們卻有不得不面對的事實：對污染源最沒有抵抗力的人往往苦於各種病症——愈來愈多的疾病、不孕及早夭。違反自然的食品或市面銷售的垃圾食物愈見氾濫，還有不良的飲食習慣讓情況更加惡化。

想想一個新生命，是得自一名男性數以百萬計的精子中最強壯的那一個與卵子的結合。這只是自然淘汰的幾個階段的開始，接著就由適者生存的法則接手。愈是高度發展的頭腦與技藝愈能通過自然的考驗，這在現代的社會中就被詮釋為提升社會地位的行動力與經濟能力。

白癡是沒辦法活得長久、幸福的。性與食物若是生命的基礎，隨著「人類文明」發展而恣意地揮耗，又怎麼帶來真正的進步與幸福？從這個特有的角度來看，我們不得不承認前人的確比我們更有智慧。我們得從改變飲食習慣改善我們的智能，重新找回身體應有的理想狀態。也唯有如此才能讓我們成為真正的「命運的主宰」。

◇三年耐心，改變一生

在許多宗教信仰中，人的命運被先知與神祇所主宰。日本俗諺有云：「插在竹竿上的，即使是沙丁魚頭都可以拿來膜拜。」換句話說，就是人可以對任何事物產生信仰。

當然今天我們面對的是一個科學的世界，再也不能因不能理解的神秘現象而以種種迷信說法來推卸責任。而自古流傳的手相、面相之說，在舊有的習俗中一定蘊涵了真理，且與現實多少有所關聯，所以許多人依然深信不疑。對這些人而言，他們信的是與他們判斷吻合的證據。

讓我們再想一想：掌紋真能決定人的未來嗎？其實這一點也不科學。生命線短的人難不成真只要坐著搓手，就可以把掌中的紋路拉長，把生命也延長？如果算命的說：「糟糕！我看你的臉、你的印堂，看起來會被女人剋」。你難道就只能告訴自己「碰到女人，我得小心點」嗎？還有嬰兒命名一事，難道由父母、祖父母或命理師來命名，真就能決定這孩子的一生禍福嗎？

但食物可就不同了。你吃下什麼東西自然也給你帶來什麼運道。如果你餵母雞多一些鈣質，牠下的蛋，殼就厚一點兒；如果你給母雞多吃一些綠色蔬菜，蛋黃的顏色就比較深。這可跟信仰一點兒也扯不上關係；你可以在很短的時間就看到結果。有些人當上首相或法官就有首相臉或法官臉；有些狗主人和小狗看起來有點像，但這又是另外一回事。

談到雞蛋，你可以親眼看到這樣的結果。由此可證，改善飲食可以改變一個人的

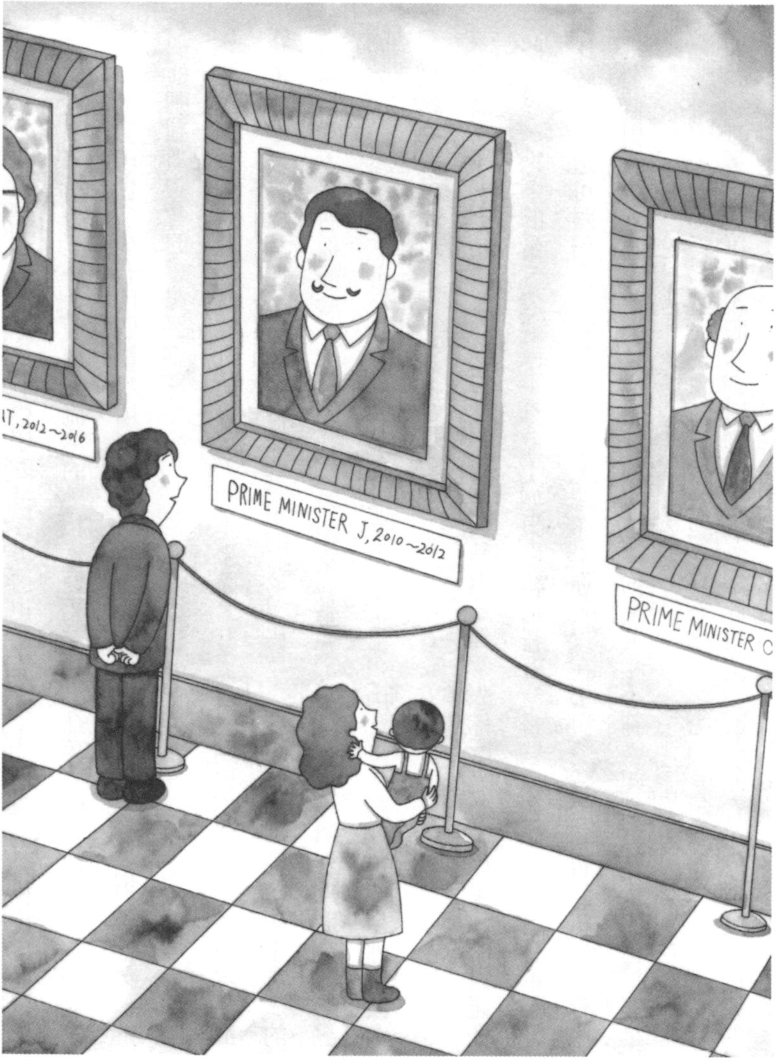

T, 2012~2016
PRIME MINISTER J, 2010~2012
PRIME MINISTER C

外觀。人煥然一新了，處世態度就會改變。態度不同，運勢也就隨之改變。如果沒有食物，生命就無所延續，要是對食物與飲食一無所知就更無從改善你的運勢。反之亦然，要是你對營養認識不清或知識薄弱，你可能會危害自己及所愛之人。

有了這層認知之後，我們不妨問自己：由飲食改變來改變體質要花多久的時間？人的血液每天都會更新。如果你喝了酒，透過酸鹼值測試可以得知血液中的酸性提高。對身體不好，所以會刺激對水分補給的需求以維持平衡。手指與腳趾在每七至八個月左右會長出新的指甲，毛髮每天從根部長出。我們的細胞不斷地透過新陳代謝汰舊換新。實際上我們身體所有細胞每隔三個月就會重新組織，你的確在創造一個全新的自己。但是腦子可就得多花些時日，我們的腦部細胞得花上七年左右才會全數換新。

我們瞭解這些，也瞭解一個人要想擁有全新的身體，進而改變人格特質的話，就得持續地努力三年。不過這不是找個荒郊野外的岩石在上頭靜坐三年就辦得到的，重要的是我們得牢記：想改變運道得積極地看待我們的生命，還得吃得對、吃得健康才成。

天下沒有速成的偏方、神奇藥丸能夠消除經年累月的營養不均衡或療補欠缺調養的身體。但如果你想得到正面的效果，生活勢必要過得更健康，這包括改掉不良習慣及對飲食和營養的看法。這一點都不麻煩，也不必長期抗戰。不良的習慣得一個一個改，並且讓更多的健康習慣取而代之，然後你會覺得人變得更好，想法更正面。對你而言，這種滿足無疑是一劑安撫靈藥。

栗山研究所為許多不同的慢性病患提供諮商服務，針對他們的飲食及生活方式，由過去的三年一直追蹤。因為慢性病起因於患者三年前開始的習慣，而非導源於前一天、前一周或前一個月的飲食習慣。

在日本的文化與藝術中，往往由繁複走向簡約或回歸自然。我們可以從茶道的程序與庭院陳設的「枯山水」看出素樸卻高雅的美。西方文化則讓解決問題的方式複雜化，被賦予了多重價值。人們誤以為數大便是美，但如果真能親身體會，便不難瞭解問題是非常簡單而易見的。談到營養，新鮮不含添加物的食品最好，特別是水果與蔬菜。為了讓自己過得更好，我們應該慎選健康食品，淘汰多重加工或有添加物的食物。

第二章　食物群與我

◇蔬菜愛好者性格概述

這裡提到的嗜食蔬菜者並不只限於喜歡吃熟食蔬菜的人，還包含了那些喜歡吃熟食蔬菜但生菜攝食量不足的人；但是飽啖生菜者，不見得就不懂得享受熟食的美味。

大體而言，一個喜歡吃蔬菜的人，經常會好運連連，經濟上也不虞匱乏。或許年輕時他們會面臨許多磨練，但年長後多能有所成。這些人天資聰穎，思緒靈敏；古聖先賢有很多人吃素，所以他們能教育英才，洞察難處所在；不論工作或學問，一旦決心要做什麼通常能持之以恆，最後終能獲致成功。

喜歡蔬菜者通常對超越別人有較高的慾望，因此有時會造成他們置身險境。他們精力充沛令一般人自歎弗如且退避三舍。或許年輕時不得志，隨著年紀增長，家庭生活多趨於平靜、風浪歇止。

整體而言，這些人每天都很快樂，未必事事順遂，但平日多能自娛，只因人是動物，而且是靠腦力過活。攝食蔬菜較多的人，腦中能獲得較多的氧氣與礦物質——很少有蔬菜王會有腦力不集中的問題。

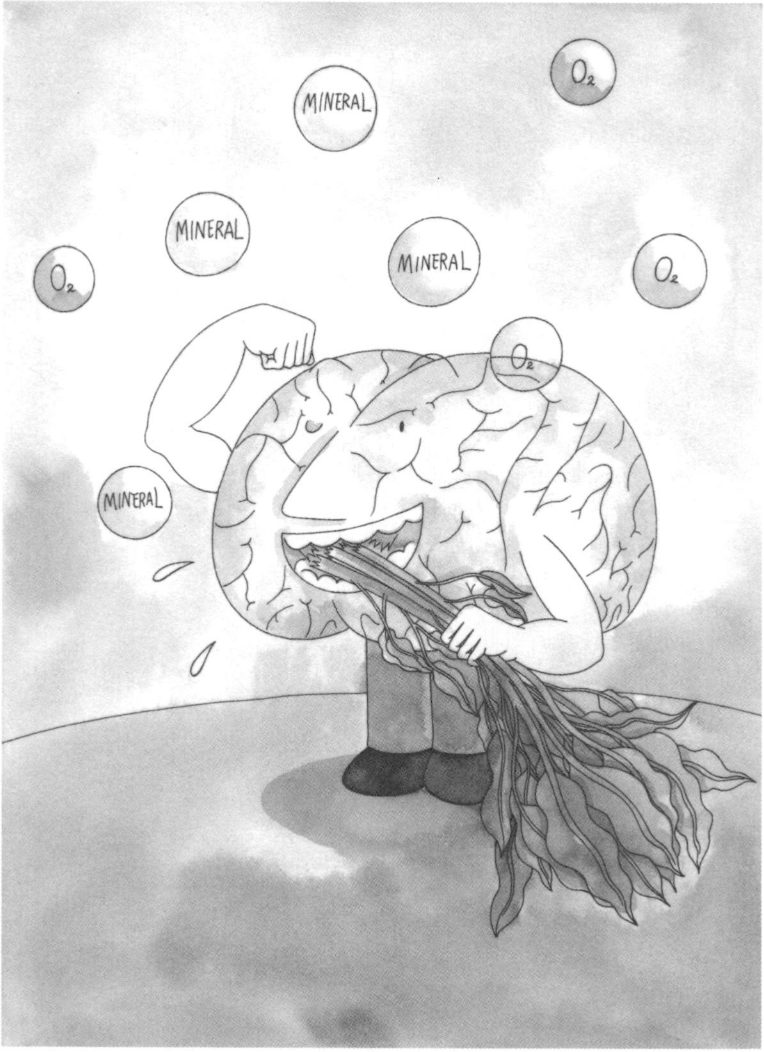
MINERAL
O_2
MINERAL
MINERAL
O_2
O_2
O_2
MINERAL

攝食蔬菜較多者，晚年會因為愛好平靜生活，而被誤認為經不起大風大浪；有些人覺得這樣的人「生活無趣，缺乏刺激」，他們倒是怡然自得。並且認為「這樣已經足夠」，喜食蔬菜者鮮少離婚，他們是愛家的人，並且樂意多花心思與另一半相處，讓家人可以共享愉快的家居生活。

喜食蔬菜的人比較不容易生病。即使生病，也會因為抵抗力較強，症狀不會太嚴重。但蔬菜王請注意了，如果真的是嗜食蔬菜到了餐餐不可缺的地步，可能會有動物性蛋白質與脂肪缺乏的問題。而且還有可能吃下太多的鹽。如此一來就得小心感冒、神經緊張、偏頭疼與胃病。

喜食蔬菜的人是受到眷顧的，他們內心不會有太大的起伏，並且知道自己不會生什麼大病。但人往往在失去健康後才知道要惜福。病入膏肓的人一擲千金為求活命，但常常為時已晚，為了不想讓自己等到躺在床上苟延殘喘了才滿心懊悔，我們應趁現在就學著瞭解良好、健康的飲食有多重要。我們得花些精神探索，什麼才叫「營養」，而人真正需要的營養飲食又是什麼。

蔬菜吃得多的孩子顯得比一般的孩子聰明，成績也較好。他們聰明、個性開朗，也較受到同儕的歡迎。他們心口合一，態度坦誠——這遠比在班上名列前茅來得重要。

不過問題就在於這些孩子愛吃青菜，容易變得體質纖弱。由於肉類攝取得少，影響骨骼發育，他們看起來瘦弱而有病容。但其實沒什麼好擔心的，這些愛吃青菜的小朋友會慢慢結實起來，體能也會隨之強健起來。

給媽媽的小秘方：小朋友不吃青菜幾乎是世界共通的現象，因為孩子喜歡嚐「甜頭」，不喜酸味及「苦頭」。其實這是本能的反應，因為大自然中泰半有毒的食物嚐起來都是苦的，而對小孩還未發達的味蕾，很多蔬菜嚐起來帶有苦味。因此，要想讓孩子多吃蔬菜，可以加些天然的甜味，如蜂蜜。餐桌上可以做一些蜜汁白花椰、蜜汁胡蘿蔔、蜜汁綠花椰等菜餚。

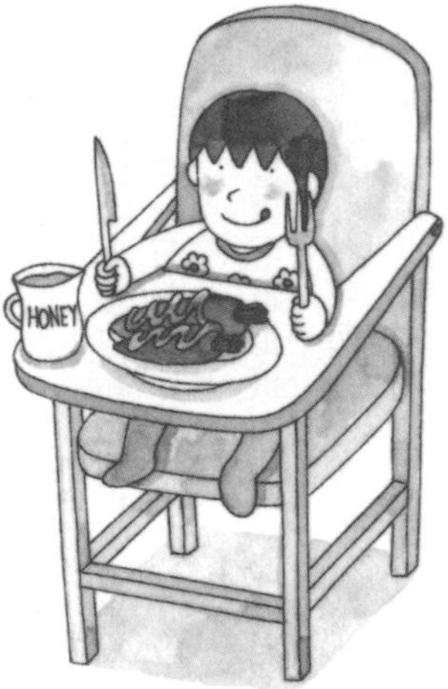

◇水果愛好者性格概述

在這個地球上，還有什麼比成熟的水果更好吃的東西？人類得到眷顧，一年四季，時時都有七彩的果實，其香氣瀰漫足以融化鐵石心腸。水果是世上奇蹟之一。上天恩賜給貧苦人的最大慰藉，莫若營養十足、多汁且易消化的水果。水果在每一個時代都是聖品、神饌。

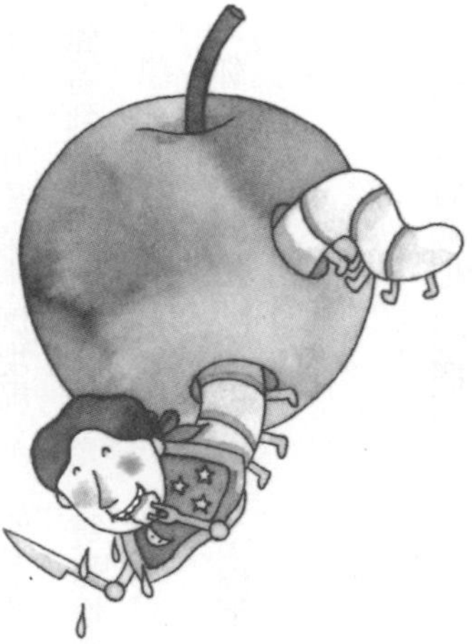

水果進化的結果是釋放出鮮豔的色彩以吸引動物。這些果實的種子被果肉包得很深，通常是藉由動物的排泄而重新栽種，有時傳布得比風力還遠。新的生命因而在地表各處露臉，達成了神的旨意，並且更加豐碩。

水果是果樹的種子，果肉中富含生命精華，喜食水果的人較易過得愉快而平靜，他們深思熟慮。聖經裡，蘋果就被視為樹的智慧之果，由此可證。世上再沒有比水果在營養價值上更完美的食物了，有些水果甚至應該每餐食用。愛吃水果的人很少失敗，他們善於交遊並維護友誼，因為他們喜愛人群。在人際關係中成功的人很難不在事業中展現風采。如果你看到一個女人喜歡飲用含果粒氣泡式飲料，你就不難看到她眼裡閃過的絢光，雙頰燦爛如花，唇邊的笑意愉快且友善。喜歡水果的人，學業成績也不差。

你的伴侶若是個水果愛好者，絕不會是個爭強的人。

◇肉食愛好者性格概述

關於吃肉有個迷信說法說是吃肉骨頭會長肉。這不見得是真的，但喜愛肉食的人可得小心伴隨而來的肥胖、疾病以及社交問題，還包括缺乏自信心。吃肉並不表示體內不會變化，在家父另一本書《天然食物的效力》(英語版尚未問世)中，曾經提過愛吃肉的人，性格承襲了類似動物的特性。愛吃肉的人，看來未必凶猛，但一旦看到食物，那可真地就像動物了。如果一名嗜肉的男子進入pub，剛開始會中規中矩，不一會兒就會開始對酒保或吧檯邊的其他女子又摟又親；他們的對象也不太容易固定。

2 5

食物群與我

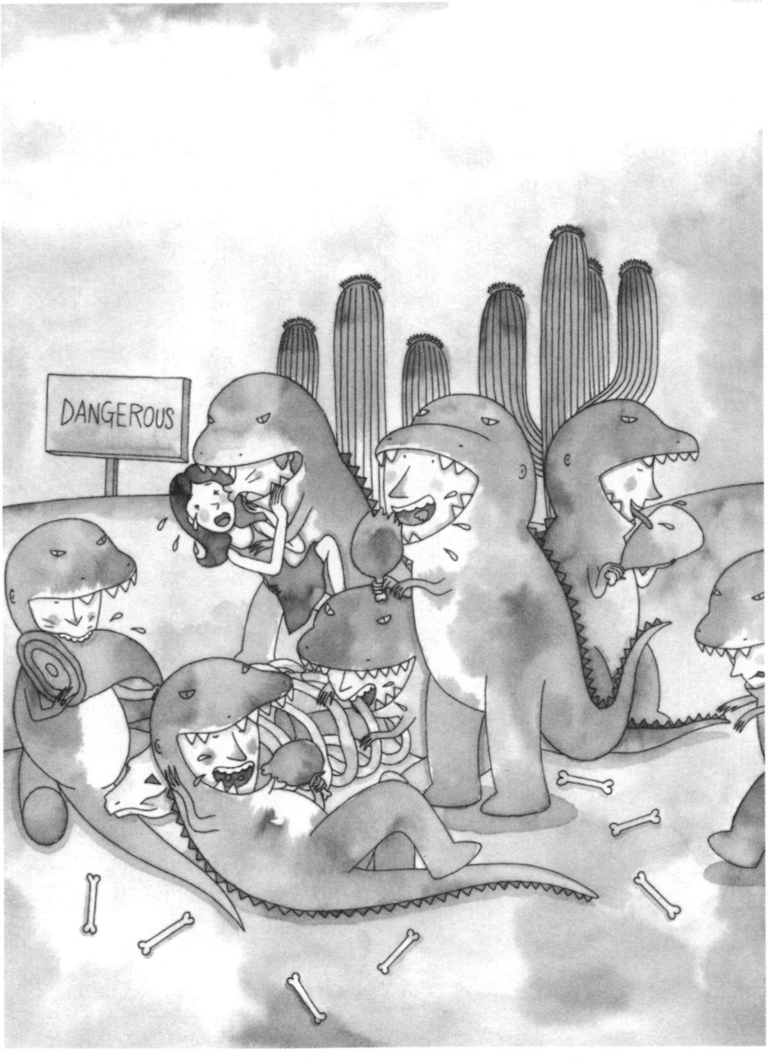

嗜肉者，非常積極、脾氣暴躁，而且容易上當，晚年可能風波不斷。他們能夠享有短時間的成功，對於計畫卻不太能堅持到底。

愛吃肉的人比較自私、專制，而這樣的行為是會讓朋友離他愈來愈遠，而且還會有人際問題。不過這並不代表肉食愛好者完全不能碰他們喜愛的肉食。有時候，最好想辦法讓自己和同桌進餐的人點的菜相同，即使那不是肉。

愛好肉食的人沒有長遠的眼光，社會關係也不好。不過愛他們的人會讓他們誤認自己是對的，所以他們被認為可靠——但也僅止於一開始。在他們碩大的軀幹下有蔭可乘又舒服，不過很快就煙消雲散——情緒多變的人是難以讓人信任的。他們的婚姻關係像雲霄飛車，時起時落，坐起來並不舒服。夫婦之間會互挑毛病，有時候還會閃電離婚。表面上看來中規中矩、守法守禮的肉食愛好者，時常和人暗通款曲。

一個人如果既嗜肉又貪杯，這可會是閻羅王索命的先兆：他們會變得貪觸如餓狼，而且惹事生非，相當棘手。換句話說就是他們的行徑如同禽獸。

肉食者容易生病，特別是食道病變。如果他們罹患心臟病、肝疾、癌症、腦溢血，將會相當危險。年過四十歲後得小心肥胖問題，否則勢必會減短壽命。

嗜肉者，性情多孤僻，踏入社會後，他們不常回家——除非是為了借錢，他們的親情通常很淡。嗜肉者不是優異的學生，尤其對數學不在行。在學校通常會看到他一個人悠哉閒晃，但臨到考試又容易緊張且記憶不佳。從前的父母親常會說吃肉會長得快，其實這對孩子一點也不好，而且有這種觀念的父母得小心了，他們可能正在塑造小怪物。

◇魚肉愛好者性格概述

這裡說的喜歡吃魚的人，不是指那些坐在壽司店吧檯前吃生魚的人。而是一餐裡會吃幾道煎魚、烤魚，而且吃了還想再吃的人。如果是鮭魚的產季，他們就吃鮭魚；如果盛產棘鬣魚，他們就專吃紅棘鬣魚，吃到肚皮快撐爆為止。

愛吃魚的人，如果接手父母的

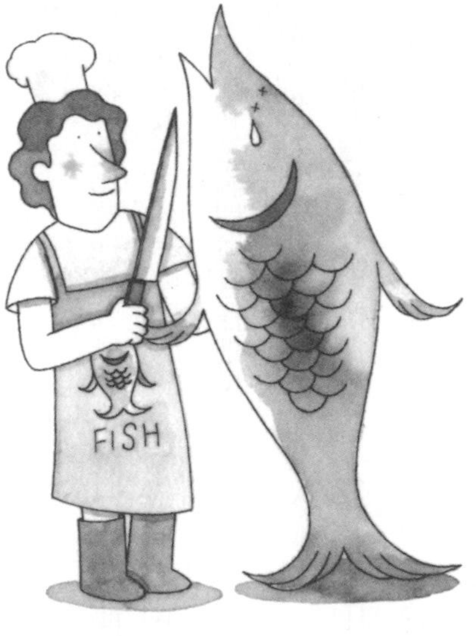

事業，他們會做得很好。不過要想放手單飛，他們很可能得花些工夫才不會跟著大夥的鼻子走。愛吃魚的人不愛出風頭，倒不是因為他們害羞，而是他們生性謹慎。這些人多半是靜觀其變，在做決定前會三思而後行。

愛吃魚的人相對於喋喋不休、精力過盛的人，是比較沉靜且思慮縝密的。雖然他們不太會引人注意，不過冷靜的氣質卻頗令人讚賞，而且不會對朋友落井下石，絕不是見風轉舵的人；他們是很好的傾聽者，而且只在被詢問並且仔細思考後，才會發表意見。他們工作表現優異、穩定，即使不是公司的紅人，也是老板的愛將。

愛吃魚的人對婚姻忠實且持久；不過潛在的問題是不常與配偶溝通。有時候會任由自己的怒氣發作，所以得學習控制別讓火山爆發。通常脾氣來得快也去得快，會從過去的經驗中記取教訓。喜歡吃魚的人，疼愛子女，你可以在家長會或學校的運動會上看到他們。

愛吃魚的孩子無論在家或在學校都順從乖巧。他們會自動做功課，期望自己力爭上游並繼承父母衣缽。他們很少讓大人頭疼，是父母眼中的甜心。這些孩子未必是最受歡迎的人，但多半是孩子頭。

愛吃魚的人有光明的未來，因為有耐性，鮮少對工作或功課倦怠。不過最好少做動手的工作，因為手不巧。職業大多是專業人員，如醫生或公司裡的研究人員。

◇辛辣食物愛好者性格概述

喜歡吃又辣又鹹的食物，無論從事什麼都顯得野性難馴，根本定不下來，是標準的「精力過剩」者。拉丁樂曲與節奏明快的音樂能夠加速脈動與活力，比華爾滋音樂更適合辣味愛好者。

愛吃辣的孩子上課東張西望，很難定下心。要不就削鉛筆、玩橡皮擦，要不就逗弄身邊的小朋友。如同他們的父母，喜愛辛辣食物的小孩，脾氣也很強。你可以看到他們賴在百貨公司的地板上又哭又鬧，絲毫不會顧及父母。即使他們知道錯了，也很難花氣力去改掉壞毛病。他們自私，總要別人順著他們。

這些人就算長大了也還是一樣。他們穿梭於辦公桌之間，從旁人的桌上拿東拿西，老找人聊天擾得人無法辦公。也許旁人覺得他們是浮躁、隨便，但他們可自以為是工作俐落，影響力大呢。喜食辛辣食物的人嘴上老掛著「我忙死了，趕死了」，其實這是故作姿態，因為他們定不下來，所以也就找事忙。

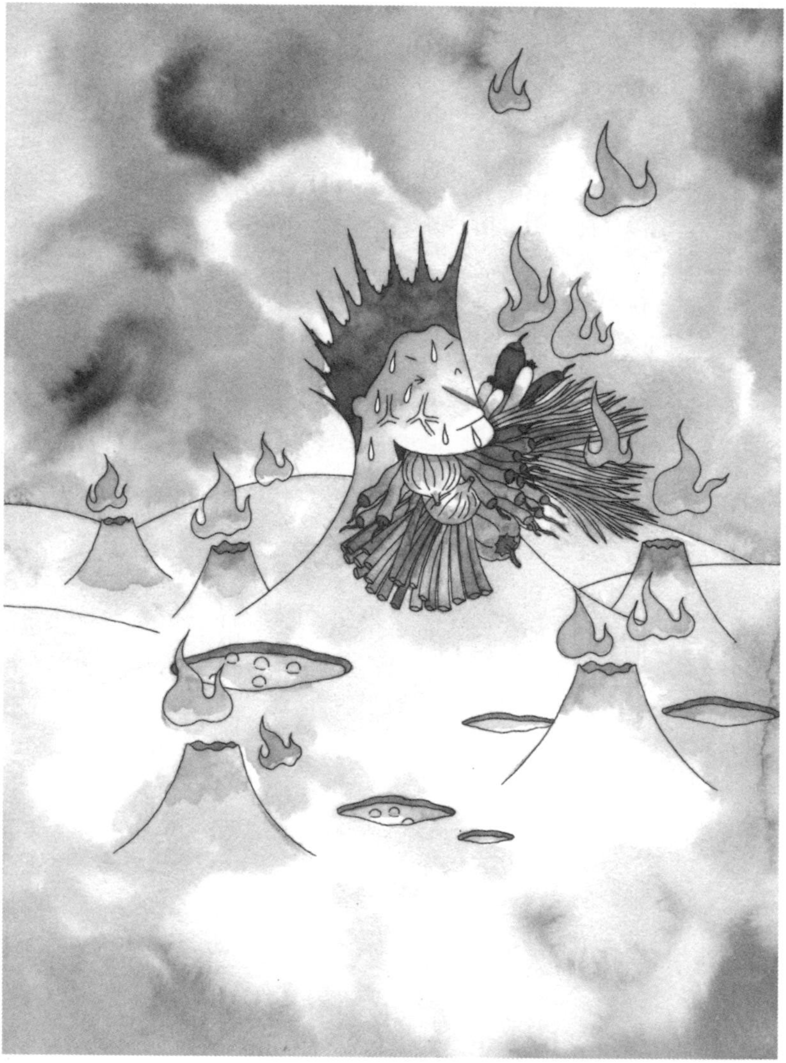

最煩的是老愛在別人講話時插嘴，卻根本沒有什麼說服力。你會聽到他們老在車上或pub說老闆的閒話。要是上餐館點菜就只見他們左顧右盼，等到菜上來了，又狼吞虎嚥，一點兒也無法細細品味。回家後，他會先看一會兒報紙，然後打開電視不停地按選台器，不停地換頻道，從這個節目轉到另一個節目。要是沒洗澡，恐怕他們也很難入眠。

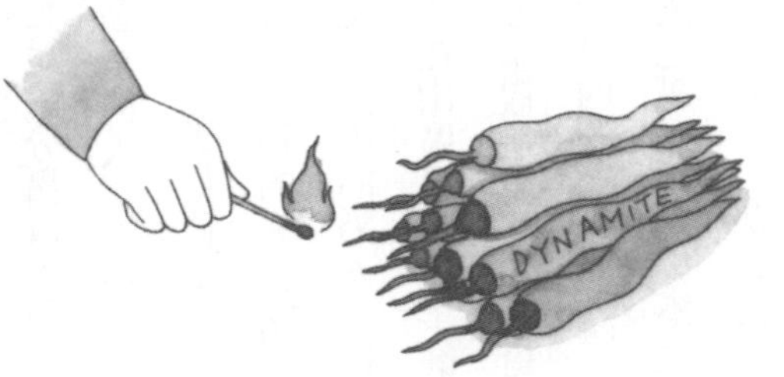

喜食辛辣的人個性火爆，易與人爭吵。他們對自己的另一半可能暴力相待，事後又深深懊悔；容易被激怒，所以對孩子的責罵聲也就不斷。

工作上一有不順，也不太會堅持到底，反而先選擇跳槽。事業不是非常成功，也常容易後悔。他們總是先起再落，最後搞得每件事一團糟。這種人最好不要做得由自己主導的工作，找些生產線、雜貨店或待在家裡的工作做會合適些——只要不需與太多人交涉就成了。他們最好別找需要注意力集中的工作，也千萬別培養得釘在椅子上的嗜好，因為那會白花力氣。

凡是鹽分攝取太多的人，似乎都顯得脾氣暴躁。走一趟漁村，你會看到大吹法螺以及動粗的人——至少可以在日本看到。古代的東京，也就是江戶，就有句名言：「煙火和吵架在江戶最有看頭」。

喜食辛辣的人會吃下很多高鹽分的食物，像醃魚就是其一。今天日本依舊認為捕魚郎是男人中的男人，但是同時容易被激怒成火爆男的說法也被廣為流傳。

住在山區且吃多了醃漬食品的人也會暴躁易怒。日本的京都人，可能是日本人當中鹽分攝取最少的人。這也就說明了文明與學術能在此地開花的原因。凶神惡煞在京都是少見的。

愛吃鹹、辣的人不太容易長壽。動物跟人一樣，靠近海邊鹽分高，所以海邊的動物多數短命，大部分的動物都群居在平原上。

◇油炸食物愛好者性格概述

所謂喜歡油炸食物的人指的是每天愛吃炸雞或豬排的人。他們會有一些好狗運，因為反應夠快而且追得上時勢。不過生命中總是波濤洶湧。他們容易被人陷害，常常是好半天賺來的辛苦錢，一下子就被搾乾。自我極強卻又因為和上司意見相反而鬱鬱不得志。他們思慮不週延，慾望倒是不斷。

喜歡自創一格，不好與人合作。他們只聽得見自己的聲音，不願傾聽別人的。他們多半會是中小型企業的老闆，開會的時候總交代事情給「遵照指示辦理」的人，然後又抱怨聽不到諫言。要是放任他們，很可能公司的錢就被消耗在判斷錯誤的企業投資上。容易陷入情網，總是識人不清。

這些人既自戀，脾氣又不好，要是有

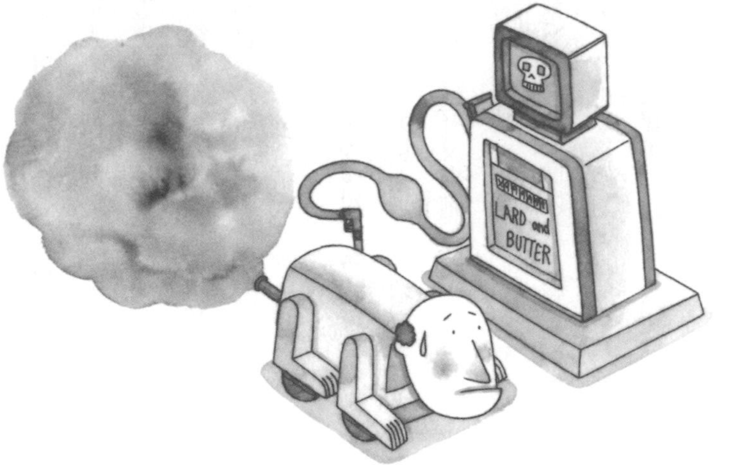

壓力累積，他們很容易引爆，不會讓人好過。日子看起來還不錯，但實際上生活並未得到真正的滿足，生命空洞。他們心情好的時候，會自吹自擂，聽得人耳根長繭。外表看來態度開明，八面玲瓏，實際上卻在拍拍別人表示鼓勵的同時，內心滿懷妒意，沒安好心。其實跟他們談戀愛也很辛苦，腦袋裡想到什麼，不經修飾就脫口而出，即使傷了人亦不自知。他們講話喜歡用吼的，還喜歡警告人。雖然他們很想獲得上司的信賴，卻事與願違。這些人生性實際，所以絕不會成為所謂做白日夢的人。他們為情緒所左右，性情輕浮。

這些喜歡油炸食物的人生性風流，上過他們當的人也多少得負些責任。在調情時他們天生就有羅密歐的本領。說得出做得到的性格，這倒也不是一件壞事，至少賦予任務他們一定會完成。當你和這類人有感情牽扯時，最好反向跑，跑得愈遠愈好。即使他們已有伴侶，卻永遠不滿足。他們很快就會彈盡援絕，不過他們不會露出痕跡。這些人在愛情上從不死心，褪下結婚戒指就號稱自己單身，要不就是嫌棄糟糠，當然也不忘吹噓自己一番。他們倒也慷慨，不過可別以為可以佔他的便宜，鐵定只有你吃虧的分。這些人總在金錢與情愛中糾纏不清。萬一有人嫁了這種人，只能說她可能無法維繫太久，當一個女人錢沒了，人沒了，其餘就甭提了。

人體並不需要動物脂肪，人只需要蔬菜油脂，因為它易揮發，容易被身體吸收。動物油脂不會在體內分解，只會囤積在皮下組織當中，所以血液中膽固醇濃度會升高，因而阻塞血管。人會因此提早衰老、高血壓、頭疼、易怒。血液呈現酸性的結果會造成各種疾病。所以攝食油脂較多的人易得不治之症，尤其是肝、腎的疾病與心臟病以及癌症。喜食油炸食物的父母不知不覺中也會把這種不良的健康概念傳給下一代。這可能造成小孩在童年就有過胖的傾向，也形成日後的諸多病根。

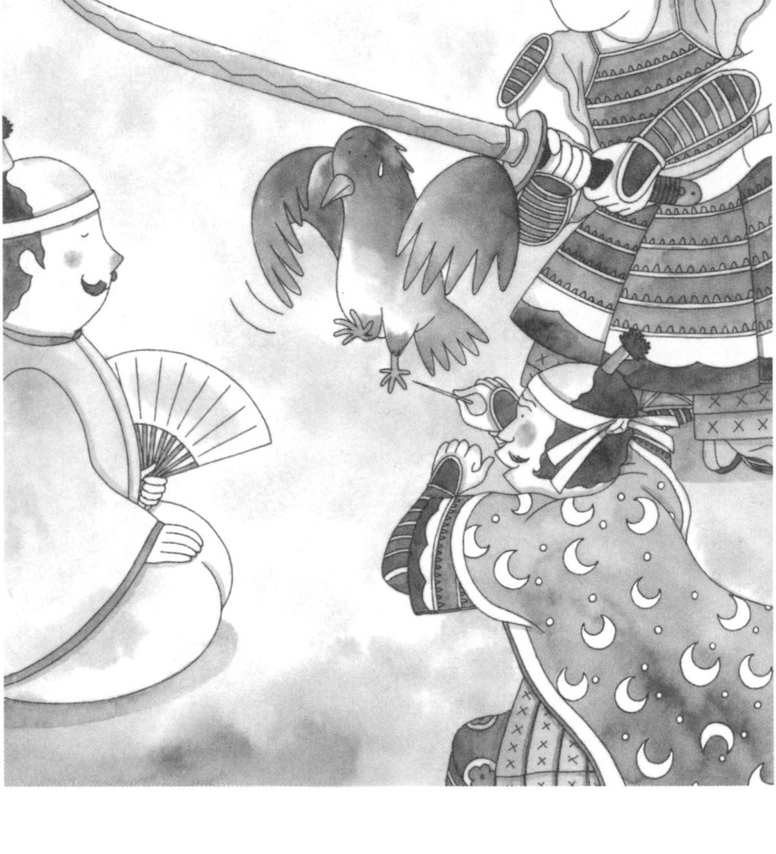

第三章 食物與人格

以下的人物故事取材自日本歷史及西方文學名著，他們的生活都深受飲食影響。

◇織田信長的人格與飲食——「如果布穀鳥不叫，就殺了牠。」

織田信長是十六世紀著名的日本軍事領袖。他是個心裡想什麼就說甚麼，自私又直接的人格典型。這個天之驕子，從小嬌生慣養，在養父的城堡裡享受美食、為所欲為。被訓練成武士後，到山裡打獵就是他的嗜好，因此食物也大多是捕獲的鳥類和野生動物。身處日本內戰時期，當時的男子都必須習武，織田信長強硬的人格特質，使他輕易獲得同儕的尊敬，因此在日本武士的階層中獲得晉升。

在內戰時期，性情溫和的人多半得不到信任，甚至常被放逐到日本的偏遠地區，那是一個「勝者為王」的時期。織田信長有很多勇敢但自私的故事。壓力大時，他常大發雷霆，任意妄為，參與各種陰謀或乾脆奮勇殺敵。有人說織田信長的這種人格特質是遺傳的，他們天生下來就是這個樣子；但其實我們的人格主要是由食物形成的，只要我們改變飲食習慣就能改變個性。

現代嗜肉者會比較不知足，無法平靜過日子。他們埋怨老闆和同事，總想顯示自己高人一等、聰明絕頂。他們的確是第一，總是在艱難的工作中第一個撤退；也的確是聰明，聰明到老想走捷徑；他們也可能在你背後捅你一刀。

當他們想要開創事業時，開始總是相當順利，他們有各種改進的想法，而大家也對這些想法印象深刻。例如，織田信長就是第一個使用西式槍枝的日本人。

現代的肉食者，通常會買最新的電腦機型，但是最後總無法

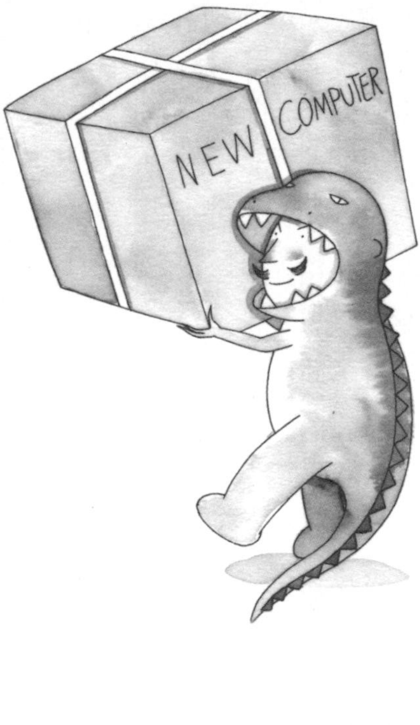

買到合適的軟體，或者無法以足夠的時間來學習如何使用電腦，而這些電腦就閒置在那裡沾灰塵。

嗜肉者擅辭令、身形強壯，因此能輕易取信於人。但是如果你長時間觀察，就會發現他們的個性中似乎缺乏某種東西——缺乏某些基本的情緒。他們總強調自己的意志，從不傾聽意見。肉食者似乎是個好配偶——總是溫柔體貼、甜言蜜語。但是這些人就是會有情婦和私房錢。織田信長有很多情人，但是從來沒有真心愛過任何一個，都只是口頭說說。

有織田信長人格特質的人，看似有勇氣，而且總能輕易贏得別人的信任，但在很多情況下，勇氣和慷慨只是一種假象——你永遠不知道他們何時會背叛你。因此，最好是不要對這種人推心置腹，他們的膚淺做作會帶給你很大的壓力。最好和他們保持距離。

如果你和上司在餐廳吃飯，上司開始點一堆炸肉或炸魚之類的菜餚，那你最好張大眼睛，因為你將永遠不知道這人何時會背叛你。你應該盡量避免和他們接近。當這些人身處高位時，他們通常只想到自己，而且很少會想出改進或有創意的想法。

◇豐臣秀吉的人格與飲食——「如果布穀鳥不叫，就想辦法讓牠叫。」

豐臣秀吉也是日本史上的名人，生於一五三六年元旦，是鄉下窮農人家的兒子。從小就只能吃廉價食物。他八歲失怙，繼父也窮到必須常常設法籌錢。

豐臣秀吉過苦日子長大，當然很少能吃到魚或肉。據猜測，當時的主食應該是麥片粥加栗子。二次戰後的艱苦時期，這是一般日本人的食物。常吃這類食物的人，經過一段時間後，胃很容易被撐大。在日本史中，麥片粥一直是飢荒時的基本食物。

當食物——不論是蔬菜、米或其他食物烹調過度的話，營養就會流到湯汁裡。和自然的水相較，人的身體很難吸收滾燙的熱水——滾燙的熱水經過身體就像液體流經篩子一樣。豐臣秀吉吃了很多滾燙的食物，因此胃部特別膨脹而虛弱。

因為豐臣秀吉的飲食大多是蔬菜，所以他成為一個睿智的人。然而，虛弱的胃卻對新陳代謝功能有負面影響，讓他提早老化。受損嚴重的腸子也影響了他的人格：他沒有辦法完全信任別人。因此，雖然周圍都是非常有才華的家臣，卻無法利用這些人的才能。甚至當他發現養子涉入一項陰謀時，便強迫才二十八歲的養子自殺。

豐臣秀吉性格反覆無常，他把情人帶入嚴禁女眾踏入的比睿山寺廟中；故意把雞肉放在僧侶的素食鍋裡；只為一點小錯，他可以一劍殺了家臣，或把路人剁成肉醬；

為了好玩，甚至從城堡上濫射無辜路人。秀吉的養子喜歡和好友上山打獵。當他們食用捕獲的獵物時，就陰謀共商推翻豐臣秀吉。嗜食肉類和油膩的魚常會造成性格突然改變，人可能變得很殘酷。秀吉的養子因為食肉，血液呈酸性，就算不是被迫自殺，也肯定會早死。如果豐臣秀吉是個嚴格的素食者，只吃生菜，而避免喝熱茶或吃油炸的食物，那麼日本的歷史肯定會大不相同。豐臣秀吉想領軍前往亞洲大陸這件事——事實上他也做到了，這其實是他吃素的結果，這種飲食習慣給他構思執行大膽行動的能力。

不幸的是，統領整個日本的豐臣秀吉喝過量的熱茶，讓他的胃更虛弱，最後導致死亡。自然的水和養分比較容易為人體所吸收；但是熱水加入茶或咖啡裡則不易吸收，而且很快就和被破壞的營養一起排出體外。如果你把一條魚放在加熱後冷卻的水裡，而另一條魚放在純水中，你會發現在熱水裡的魚很快就死了。

所以比較正確的沖泡茶與咖啡的方式是將純水加入煮沸的水中，讓它降溫，迅速攪拌至起細小的泡沫為止。如此一來，茶或咖啡裡的水就能像純水一樣迅速被人體吸收。豐臣秀吉顯然不知道泡茶的正確方式。所以，請大家在泡熱飲時，不要忘了試試這方法。

至此，我們歸納出所謂的豐臣秀吉型人格：他因為攝取過量的茶和其他刺激物，而削弱了吃蔬菜和穀物帶來的好處，導致腸胃虛弱。這樣的人只能有短暫的成功，在他投資的事業中，無法與人合作愉快，只能自立自強。以蔬菜為主食的人只要不攝取過量的刺激性熱飲，就能享受良好的人際關係，過著幸福的家庭生活，而且有成功的事業。

如果你智慧過人，那就必須學習好好利用自己的聰明。豐臣秀吉雖然聰慧，但是身體的不平衡讓他無法做長期的詳盡計畫，也無法具體執行。基本上豐臣秀吉因為短視，遠征的計畫才會失敗。雖然他有健康的素食習慣，卻被不健康的飲食習慣抵銷了。因此知道如何將食物和飲料做適當的組合是很重要的。

脾氣暴躁的人，通常在緊急時似乎有過人的精力。豐臣秀吉能在三天內蓋好一座城堡。這種人，生命就像快速燃燒的火箭，可以在短時間內完成偉大的成就，短時間內發光發亮，立即就消失無蹤，就像一個極速前衝卻一頭衝進墳墓裡的人。

在社交場合裡，這一型的人聰明有趣，看起來很可靠，但是實際上卻沒有知心的朋友，因為他們缺乏圓融的個性。沒有甚麼比想要相信別人卻無法相信來得悲哀。他們或許想要提供友善的警告或建議，卻發現別人充耳不聞。如果這類型的兩個人相遇，會彼此提防，又傾向保持距離，最後的結果就是分道揚鑣。

在職場上，這一型的人一擁有權力，就會不斷責怪部下，而且只關心部下能為他帶來甚麼利益。他們會有好表現，但不持久，判斷能力不佳，狡詐的性格有時反倒讓自己落入交易的陷阱裡，後悔都來不及。

豐臣秀吉型人格認定別人都該服從他的領導，事實上卻只有最忠心的仰慕者才願意。他們可能會帶你去炸雞店，然後開始點馬肉和狗肉，目的卻只是想看你的反應。除非他們能力很強，否則追隨他們只不過是追隨他們的善變罷了。如果他們真的有豐臣秀吉的領導能力，就不會鼓勵別人跟隨他——人們會自願追隨。

◇德川家康的人格與飲食——「如果布穀鳥不叫，那就等到牠叫！」

日本史上的軍事巨人德川家康在一六〇三年遷都於江戶，也就是現在的東京，他在那裡建立了一個長達二百六十五年的幕府時代。雖然他執政時不如豐臣秀吉或織田信長那麼富變化，但是他在日本史上卻有更大更長遠的影響。

德川家康小時候的生活過得比織田信長更富裕，飲食多變卻不過量，而且接受很好的教育。因此，他是小心謹慎的思想家，有敏銳的能力能看透事物的核心。在情勢不利的情況下，總能不犯錯。他能控制小領主和其他可能影響他領導權威的敵人，而且總是能從睿智的顧問群裡獲得最多的意見。

沒有特殊偏好的人一定能成功，因為他們能看清事物。從不莽撞，能三思而後行。他們總能防範於未然，一般人也非常敬重他們。

反之，有強烈偏好的人，不是大好就是大壞。據說德川家康吃很多甲殼類食物：蝦子、螃蟹和貝類等等。這是十七世紀非常受歡迎的食物——直到今天，日本各地還可以發現成堆的貝塚，而且時間都可以追溯至那個時期。這些食物富含磷酸鈣和礦物質，造就了德川家康的個性，成為深思遠慮、目光遠大的思想家。

甚麼都吃的人腦筋動得快，然而用我們個人的經驗和判斷，了解我們不可能甚麼都吃。如果我們做不到，我們應該把肉以及鹹而油膩的食物看做和蔬菜水果一樣營養的東西。

德川家康時代是信奉佛法的年代。殺生為食的情況並不普遍。在現代的印度，吃牛肉對很多宗教團體而言是一種禁忌。事實上，印度人似乎不吃牛肉也能活得很好。歷史上的偉人，如釋迦牟尼、耶穌、蘇格拉底、牛頓、愛迪生、甘地等人，不是素食者就是幾乎不吃肉。德川家康有幸生在信奉佛教的年代，當時肉和魚都不是日常生活的主食。這就是他成功和長壽的秘訣。

在現代，喜食蔬果的人是認真勤勞的員工，也是好學生。對公司或社區總能提供傑出的貢獻。如果你想找個好員工，不用再傷腦筋了。我認為工作面試時最重要的一個問題應該是：「你每天早餐吃什麼？」公司總裁或人事主管應該聰明地利用這個方法。

德川家康不像豐臣秀吉喝那麼多的茶。喝茶在今天的日本確實成為一項社會問題，所謂的「辦公室小姐」常被迫為她們的男同事倒茶。沒有什麼比這個更愚蠢的了！在外國公司裡，如果有人想喝茶或咖啡，就得在休息的時候自己倒。

我可能在這一點問題上嘮叨太多了，但是喝很多茶的人一定不聰明。我擔心，很多喝茶過量的老人，一定沒多少日子好活。像德川家康這種人喝茶不過量，一定能成為公司或社會的領導人物。

在我們討論的三個日本歷史人物裡，德川家康的體格最好，因為他吃大量的蔬菜和甲殼類食物。然而因為他很少運動，他可能有一點過重。草食性動物，也就是只吃植物的動物，在動物界裡多半體積比較龐大。另一方面，肉食性動物則比較瘦小比較一下大象和狼就知道了！

德川家康也是三位領導人中性生活最活躍的人，均衡的飲食讓他充滿活力。另一方面，豐臣秀吉胃部虛弱，只有一個小孩。織田信長有三個小孩，但是長子和他的父親一起死在本能寺，而么子在背叛德川家康時被殺。只有次子夠聰明，去投靠了德川家族，才得以倖存。織田信長在晚年的時候失去性能力，他暴躁易怒，把精力都浪費在小事上。他的眼光無法看到長遠的未來，一直都短視近利。而相反的，德川家康卻似乎可以看到一世紀後的未來。

德川家康的飲食多少受到佛教的影響——他喜歡在飯前喝茶，這是當時的一種佛教儀式；在他那個年代，準備食物的時候不放油。茶和油不相容，誤認茶和油相容的人是錯的。德川家康大致算是素食者。但當德川時代來臨，油在日本飲食中被廣泛使用。德川家康後的第三位領導人就非常情緒化，主要是因為飲食上的這項改變。

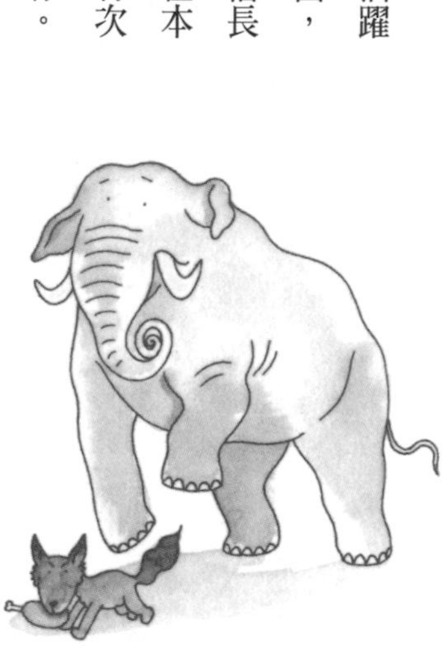

德川家康型的人可以當好朋友。素食者通常胃部比較健康，所以一旦你信任他

們，他們絕對不會背叛你。即使遭到背叛，素食者也會敞開心胸，原諒背叛者，而且忘記這件事。如果你打算合夥做生意，請確認合夥人喜食蔬果——這樣的組合就非常有可能成功。這些人在計畫時非常小心，而且眼光總是放在未來。他們不會被小事所困擾。在一八六七年之前，日本施行鎖國政策，與其他國家的聯繫是零，這一年之後，開國政策將日本導向一個競爭加劇而且自私的年代，只有適者能生存，日本受到西方國家影響，肉食開始普及。十九世紀末，日本學者地位開始提昇，這同時，也引進了一些錯誤觀念——細菌學從西方引進，讓人們想要消毒每樣東西。對細菌的恐懼讓人們烹調每一種食物，甚至包括水果。食物烹調過度會造成腸胃疾病，而且會降低人體對疾病的免疫力。當時結核病非常盛行，民間有一首歌是這樣唱的：「我們活到五十歲，接下來就臥病在床二十年。」

現在的日本人甚麼都吃，從傳統日式食物到西式食物。沒有選擇的飲食會造成某些問題：人們容易變成偏執狂，只能看到表面的成就，或是盲目追逐流行。曾經有一次大阪城堡失火，德川家康答應其中一個家臣，只要能把女兒救出火場，就把女兒許配給他，但是後來德川家康卻拒絕履行承諾。今天，我們也看到很多人有同樣的行為，這也是受到食物的影響。

◇哈姆雷特的人格與飲食——「To be or not to be, that is the question.」

所有的人都知道，哈姆雷特是莎士比亞悲劇「哈姆雷特」裡的主角。哈姆雷特是著名的多疑和舉棋不定的人格典型。他陰鬱的人格常和另外一個著名的文學人物——唐吉訶德的快樂性格相對照。事實上，俄國作家屠格涅夫，就是第一個指出哈姆雷特和唐吉訶德代表兩種基本的人格典型。我認為這些個性和他們所吃的食物有關。

哈姆雷特的父親死後，母親嫁給他的叔叔，然後叔叔繼任王位。在父親鬼魂的提示之下，哈姆雷特開始懷疑母親和叔叔謀殺父親。哈姆雷特小心地指示巡迴演員在新國王面前演出一場戲，來確認他的猜測正確與否。在劇中死亡場景，也就是國王被毒死時，他特別注意母親和繼父的臉色，想找出一點蛛絲馬跡。

哈姆雷特無法取得王位，後來就裝瘋。他用偽裝的瘋狂來掩飾懷疑，暗地注意別人的一舉一動。在這齣悲劇裡，新國王問哈姆雷特好一點沒有，他回答：「好極了，我相信善變的人所吃的的食物。我呼吸充滿承諾的空氣。但你卻無法如此養雞。」在那個時候，人們相信善變的人只靠空氣過活。這是哈姆雷特暗喻自從新國王登基之後他的人生就失去意義了。關於養雞的話則顯示當時在莎士比亞年代的養雞方式。

身為王子，哈姆雷特可以吃到王國裡最好的食物，但是精神上的痛苦讓他無法吃肉，因為肉類難以消化，還會傷胃。莎士比亞這齣劇裡，沒有任何一幕戲王子曾表現出強烈的食慾，你不曾看過他在餐桌前進食。他似乎真的是呼吸空氣就能過活。我認為哈姆雷特的飲食主要是水果。在那種情況下，不可能有太多的運動，而且壓力太大讓他胃部虛弱、消化不良。這時通常只會食用多汁的水果。水果也是絕對必要的食物，能提供營養素，氧、氫、碳、維他命和礦物質。

很多年輕人也經歷過像哈姆雷特的時期——特別是缺乏經驗的時候。初戀時期，他們特別苦惱，通常會食慾不振。這種時候，我建議這些年輕人要多吃些營養水果，可以幫助他們安然渡過難關。

◇唐吉訶德人格與飲食——「日常衣物是我的武器，而戰爭則是我唯一的娛樂」

「唐吉訶德」儼然已成為誇大夢想和幻想人的同義詞。但是唐吉訶德不只是一個夢想家，還是個幽默的思想家。唐吉訶德型的人是不會擔心行動的後果的，他們通常都血氣方剛而且非常勇敢。塞萬提斯小說裡的唐吉訶德住在西班牙的拉曼恰，一個逐漸沒落的小鎮。唐吉訶德喜歡閱讀有關騎士的書籍，然後有一天他跨上一匹瘦弱且帶著白底紅褐色斑點的馬——羅西納提，帶著山卓・潘札一起出發。到底這位自以為是的騎士吃什麼呢？「他喜歡吃煮熟的牛肉甚於羊排。幾乎每晚他都吃牛肉沙拉。每星期五他吃豆子，星期六吃肉片，星期天吃一隻小鴿子或類似的食物加菜。」換句話說，唐吉訶德主要吃肉，而且他非常喜歡吃；據說他四分之三的收入都花在食物上。

這種飲食習慣的人常喜歡找刺激，自我中心，性格帶點粗野和獸性。但是，浪漫的人格有時卻讓他們過於仁慈和溫柔。有一次，吃完山羊肉後，唐吉訶德抓起一把橡樹子，說了這些話：「在過去幸福的年代，所有的事物都是共享的。一般人不需要工作來換取食物。他們只要伸手就能取得成熟甜美的果實。這些人都很自由、慷慨大方，因為他們可以從偉大的橡樹上取得每天的麵包。純淨的水

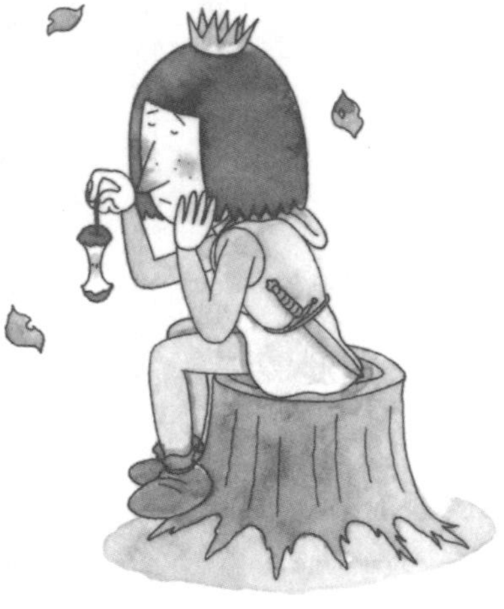

在小河裡流著，繁忙的蜜蜂提供他們豐盛的蜂蜜。」

果實和蜂蜜是上天賜予的食物，有豐富的營養。喜歡吃肉的人應該在日常飲食中以鹼性或中性的食物均衡一下。唐吉訶德通常被認為是幽默的，但也有些人認為他是個小丑。在這個故事底下其實存在一個尖銳、諷刺騎士時代的語調。這故事對騎士時代的理想主義會為了真理而不擇手段，甚至不惜犧牲自己的生命的態度也頗讚賞。

肉食者有時會有強烈的正義感，會以打擊強權、濟弱扶傾的騎士精神來鼓勵追隨者。他們不認同「未進食的騎士拿牙籤剔牙，裝作已經吃飽」的打腫臉充胖子行徑；相反的，他們會以各種食物來填飽自己。他們特別偏好烤羊排、牛肉或魚——他們甚至會變得粗魯具攻擊性：這種變化有時可能不錯，有時卻又可能是不好的。

在今天，有唐吉訶德人格特質的人通常被認為是稀有的珍珠。然而，只要想到他們的體格，可能就樂觀不起來，這些人恐怕不長命——那又怎麼說是真正快樂？人的一生會隨食物改變，不論是在愛情、工作或其他方面。事業是智慧的戰爭，而人的頭腦則是武器——頭腦差的人永遠無法贏得這些戰爭。

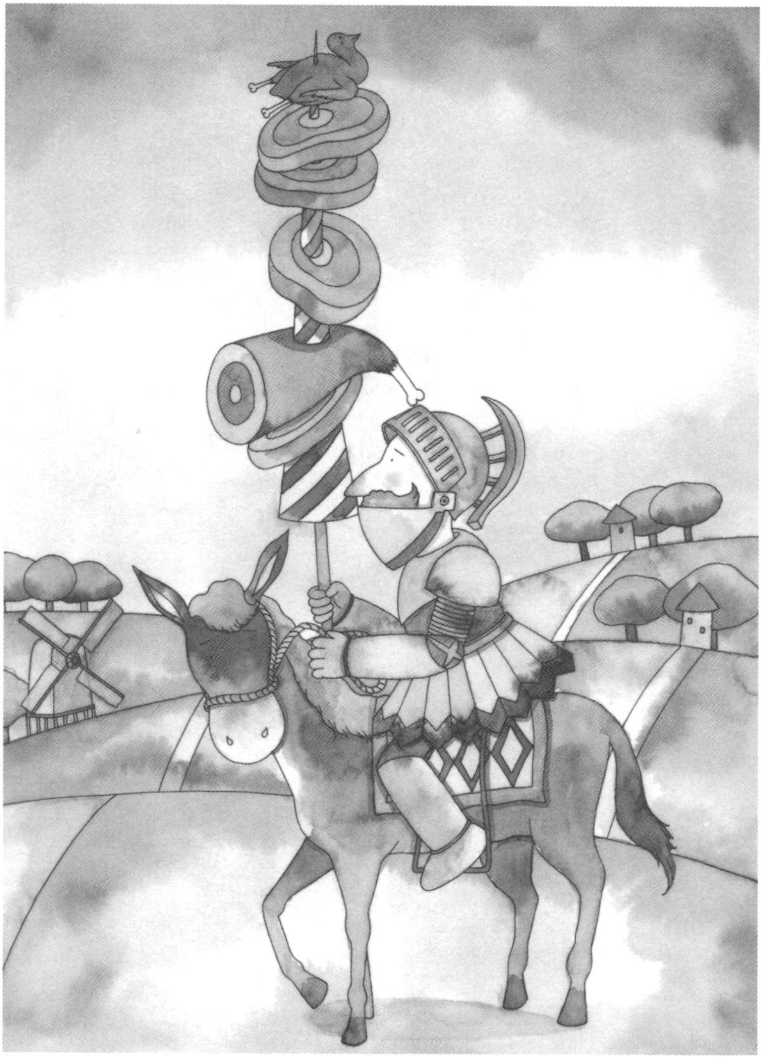

第四章 食物占卜

如何以食物來辨識性格?建議您由每種食物群中選出一樣最喜歡的食物,然後與其他敘述綜合出一個概括的個性。

現代人攝取的食物種類繁多,食物的分類也多樣而複雜。同時由於許多防腐劑及食物添加劑的使用,有些甚至含有有毒物質,這種情況下,更無法預知哪些食物會對我們的腦袋產生何種影響。

從嬰兒食品到為老人家特別準備的食物中,我選取了九十四種不同的食物來探討,但所謂的「喜不喜歡」該如何判斷?以馬鈴薯為例,如果喜歡吃炸薯條,卻不喜歡吃煮馬鈴薯,那就不能說你喜歡吃馬鈴薯;同樣的,如果你只喜歡吃炸魚,卻不喜歡魚湯,那便稱不上是喜歡吃魚;如果你喜歡某種食物,而且不管它是煮、烤或生食都喜歡,那你可以說自己真正喜歡這種食物。下面請選出你最喜歡的食物,假如在食物群組中有二個以上你都非常喜歡,別忘了把這些食物代表的特質列入你個性的考量中。

記住，唯有均衡地攝取每個食物群中的食物，才能平衡或中和某些食物可能會產生的不良影響。

如果你對自己或朋友做了這個測驗，你會發現它是準確而有趣的，但最重要的是你應該利用這個試驗的結果來改善飲食習慣，甚至改變你自己，這樣讀這本書才有意義。

在本書的最後，我們準備了一個簡單的測驗，是依每種食物的點數來計算分數，但必須提醒您的是，人的個性非常複雜，光靠一個簡單的測試是無法判定的，所以，這個測試的目的是以一種輕鬆娛樂的方式讓你了解自己的飲食習慣及正確的營養概念。

栗山研究所是一個嚴謹的機構，這第一本以英文出版的書，我們嚐試以輕鬆幽默的方式來敘述，你會發現書中所述與真實的你，真的有很多相似之處。

未來我們會再以最流行的趨勢推出一系列有關健康、營養以及對人體有益的書。

55

食物占卜

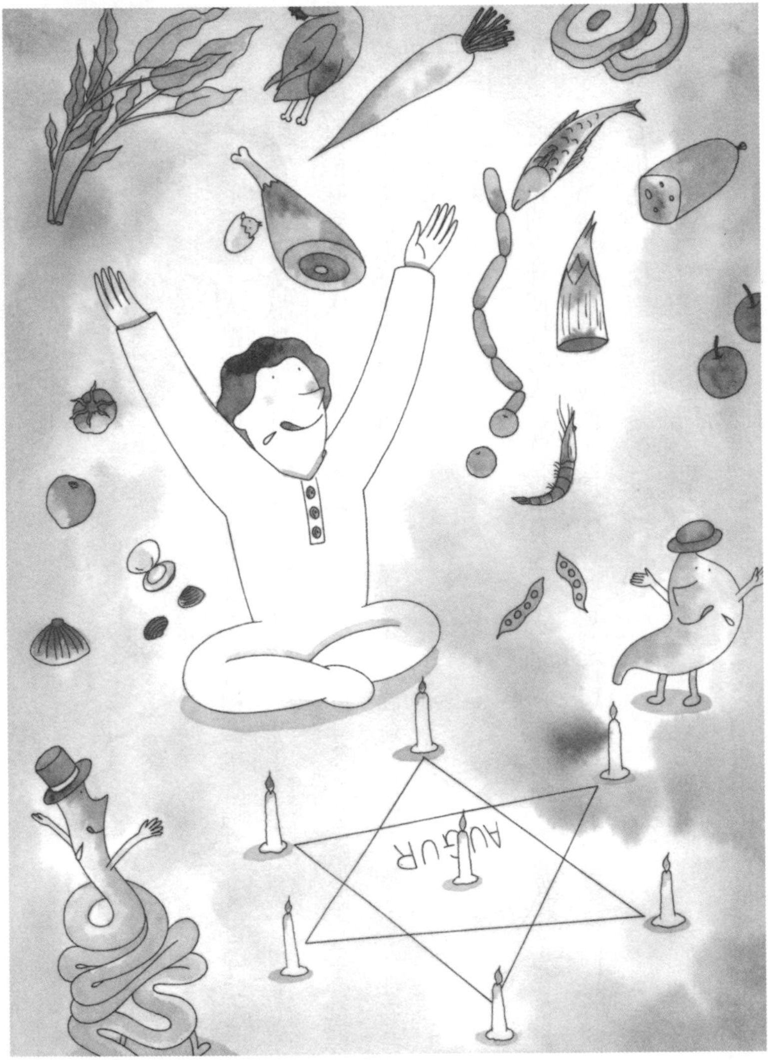

◎蔬菜

◇海苔家族——你出運了

◆工作與運勢

喜歡海苔的男性，人格發展健全、善解人意、對人和善、心胸寬大，也因此處處受歡迎。不管有沒有父蔭都不重要，因為他們能赤手空拳闖出自己的一片天。喜歡原味海苔勝於鹹味海苔的人，一生中能不斷地累積財富，晚年生活也趨於安定。在選擇職業上，男性適合擔任工程師，可以讓他們有研究的空間並發揮數理長才；女性適合擔任教師與研究者。

◆感情與家庭

喜歡吃海苔的女性個性討人喜歡且富有愛心，與人相處融洽，人緣佳。可惜就是抱怨多了點。婚後她們過著平淡的生活，不過要是選擇單身或恢復單身，她們是有能耐點石成金的。

愛吃海苔的人談起戀愛，會深入思考，在心靈活動上，有時候連另一半都追趕不上。他們和同性交遊廣闊，可是認識的異性卻相當有限，如果不能掌握機會，恐怕就會錯過愛之船。如果能找到相得益彰的另一半，多半婚姻會成功。

海苔族擁有安定而幸福的家，他們是稱職的好先生與好太太，性生活也臻於圓滿。海苔是大自然的恩賜，富含礦物質與維生素，只要不吃太多油膩的食物，他們多半會長壽，輕輕鬆鬆活到八、九十歲。

◇蘆筍家族——一生平順，為情所傷

◆工作與運勢

蘆筍極富營養價值，市面上也很容易買到新鮮的蘆筍。

蘆筍族，通常是聰明的學生，並且充滿好奇心；對於辦公室的工作也相當在行。但在人際關係上謹慎而保守，要讓他們喜歡並接受一個人，通常要花很長的時間，與人的相處也是一絲不苟。

蘆筍族對人生充滿熱情，容易幻想並且運氣極佳。工作上，如果自己當老板，他們做得並不特別好，但與他人合作或生活時卻非常順利，因此如果要蘆筍族是幫忙配偶或替別人工作，通常一生都會相當幸運且順利。

◆感情與家庭

蘆筍族人非常熱情，蘆筍男卻很會隱藏真正的情感，往往被人誤解，如果女人愛上他們，可能會對他們內心的熱情訝異，蘆筍女通常很執著，因此在情感上也容易有好結果。

他們看起來與一般人無異，但其實內在非常健康，並且耐力佳，往往也很長壽。

◇嫩筍家族——平平，如此而已

◆工作與運勢

嫩筍清脆、爽口，有多種口味變化，還可搭配各式佳餚。嫩筍一族外柔內剛，極為和善。他們不算聰明，因為沒法子打通所有竅門，所以也不適合當個體戶，要不就是光說不練。說他們才智平庸亦不為過，因為他們不太會有什麼豐功偉業。

嫩筍一族沒什麼傲人的特長，暴躁易怒倒是時有所聞。他們吃苦耐勞，會是極佳的業務員或辦公室的職員，不過也別奢望會發大財，因為他們既不靈活也不夠聰明。

◆感情與家庭

嫩筍族沒什麼熱情，所以應該要固守安排好的婚姻。嫩筍男傾向於支配或是指責老婆，以致做太太的對婚姻生活感受不到快樂。男女雙方的雲雨功夫也只是差強人意，健康狀況起起落落，活的歲數也只是和平均壽命差不多而已。男性需小心身體中毒；女性則得小心內臟疾病，特別是肝臟。

◇高麗菜家族——熱情得不得了

◆工作與運勢

要讓餐桌上的食物看起來出色，高麗菜無異是最佳的點綴，當我們開始進餐時，在西式的餐桌上，最先取用的不是高麗菜絲就是德式泡菜。雖然生的高麗菜對人體最好，但自古以來，高麗菜在不同國家便以不同的方式將它們醃漬起來，例如韓國泡菜或德式泡菜。高麗菜擁有豐富的營養價值，同時在歐洲許多國家庭院中都能看到，喜歡吃油脂類食物的人尤其要多吃高麗菜，因為它含有豐富的綜合維他命A及B。

喜歡吃生高麗菜的人通常頭腦很好，喜歡吃煮或醃漬高麗菜的人則智商普通。喜歡生食與否關係我們整個生活，甚至整個人生。高麗菜及其他高纖維的蔬菜一經烹調後會流失纖維成份，喜歡生吃高麗菜的人通常是優秀的工作者，運氣也相當好，他們比老板更適合作為諮商對象，與他人合作可能比自己獨當一面較好；而喜歡高麗菜的女人通常會照自己的想法行事，也較容易成功，但也有憂慮過度的傾向。

◆感情與家庭

喜歡吃生鮮高麗菜的人非常熱情，對異性極具吸引力，女性會重視兩性關係，他們的家庭生活一般而言非常平順，幾乎沒有任何問題。他們對配偶也很包容，不論男女都很健康，很少生重病，壽命平均也很長。

◇胡蘿蔔家族——潛力十足，品味佳

◆工作與運勢

猴子與馬都喜歡胡蘿蔔，但小孩卻討厭它，可能是因為胡蘿蔔有種特殊的味道，雖然如此，但胡蘿蔔具有豐富的蛋白質，鐵質，維他命，尤其是胡蘿蔔素。

愛吃胡蘿蔔的人，大多具有潛在的特殊才能，卻不會在他人面前炫耀，他們通常很容易相信別人，而且喜歡與人接近，只是對方未必會同等對待。他們的成功都靠自己努力，但是也應該充份了解自己的弱點。一般而言運氣都相當好，男性可以成為傑出的運動員或股票分析家，女性則可能在詩或小說寫作上會有相當大的成就，或者任何需要具高品味的工作。

◆感情與家庭

喜歡胡蘿蔔的人很有愛心，但有時候又太過濫情。喜歡胡蘿蔔的丈夫能夠理解並願意配合妻子，但喜歡胡蘿蔔的妻子對丈夫而言有時候卻是個大麻煩。不論男女，喜歡胡蘿蔔的人通常到晚年仍能享有美好的性生活，並且無需太擔心會生病。

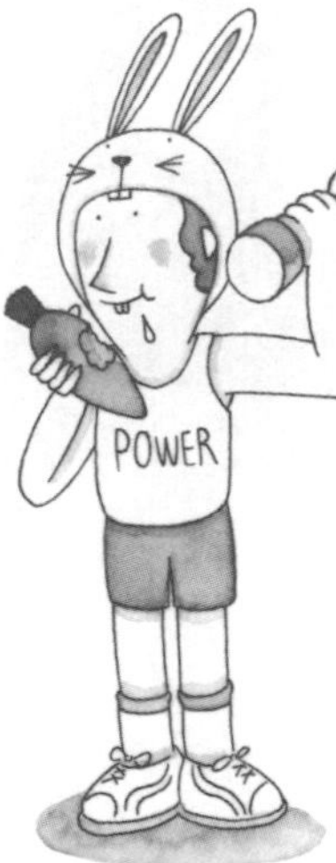

◇花椰菜家族——做一個心地純潔的王子或公主

◆工作與運勢

喜歡花椰菜的人記性佳，可以記住任何事，他們在電腦或統計上有特殊的才華，可以成為很好的工程師，在合資事業上通常也很成功。

雖然他們的運氣會越來越好，但切記要有耐心。他們可以成為很好的事業領導人，或被是某方面的權威，他們通常不會是言聽計從的人。

◆感情與家庭

愛吃花椰菜的人重感情，他們會是忠誠的愛人，但有時卻太過執著，所以應試著讓自己更活潑有趣，因為天生容易與人相處，所以可以試著建立多一點的人際關係。

喜歡花椰菜的女性有時很會調情，喜歡追求男人，但是婚後，她們會成為優雅的淑女，並且盡力協助丈夫，他們開朗的個性會讓家庭

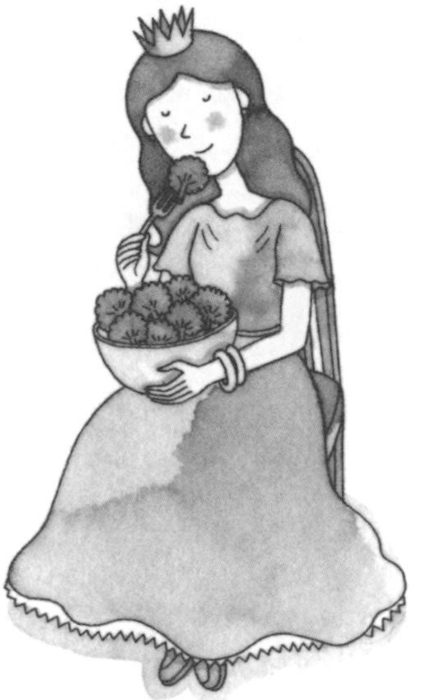

生活溫馨，理所當然也成為家中的主宰。

喜歡花椰菜的男性或女性通常看起來都很健康，並且很長壽，他們的內心很堅強，讓他們有勇氣面對任何的挫折或疾病。這樣的人通常與配偶在工作上合作無間，但需記住的一點是，做為妻子的人不要過於強勢，以免引起丈夫的不滿。

◇芹菜家族——閒晃有餘，安定不足

◆工作與運勢

芹菜族容易與人相處，他們願意聆聽別人的意見，富有同情心且體諒人，可以成為很好的律師，醫生或國會議員，財運佳，而且越來越好，好到讓人嫉妒。

他們通常在許多組織中遊刃有餘，可以結交到許多好友，芹菜族並非特別適合社交，但是芹菜女通常會有很多同性好友，芹菜族甚至在類似沙龍的聚會場合也能結交到朋友，他們喜歡幫助人，與異性卻無法深交，而且通常運氣也來得很遲。

◆感情與家庭

由於芹菜族較自我為中心，所以往往需要花很長的時間才能真正了解配偶，甚至引起對方不滿，有些男人在愛上芹菜女之後，會發現竟然無法得到相同的回應。芹菜族的家庭生活平凡，沒什麼大起伏，健康狀況也相當好，如果能儘量減少糖及酒精的攝取，將來年老時應可稱得上老當益壯。

◇玉米家族——單純平凡又踏實

◆工作與運勢

在一般的餐宴上，玉米相當受歡迎，而且在販賣零食點心的小店裡很容易買到，在美國，人們食用整隻玉米時通常喜歡塗上鹽和奶油，在日本則利用糖及醬油來增加風味，其實這種含豐富養份蔬菜的最佳的食用方式是吃原味，不要添加任何調味料。

玉米族在學術上不見得很有成就，但多半擁有豐富的常識。玉米族相當實際，並且對工作執著，雖然很喜歡解決複雜的機械或物理問題，但動腦筋的工作對他們未必有吸引力，玉米族喜歡可以展現手藝的工作，與其他人相較，玉米族踏實得如同大地上的土壤一般。

玉米族容易成為很好的園藝家、漁夫，或採礦人，其實他們正是一個國家民族的主力，一生中雖然會經歷一些困難，但一般而言運氣屬於中上。

◆感情與家庭

玉米族人不屬於羅曼蒂克型，他們喜歡良好堅定的關係，並且認為感情應建立在傳統價值觀及相互信任上，玉米女非常實在，婚後喜歡掌控家中的經濟大權，甚至在工作場合中也是。在外人面前也許不會太明顯，但是她們實際上會溺愛子女。玉米族的床上功夫不錯，但不會吹噓，也不喜歡當眾炫耀。平均壽命一般多超過普通人。

◇小黃瓜家族——配偶愛瓜又愛你，最幸福的人兒就是你

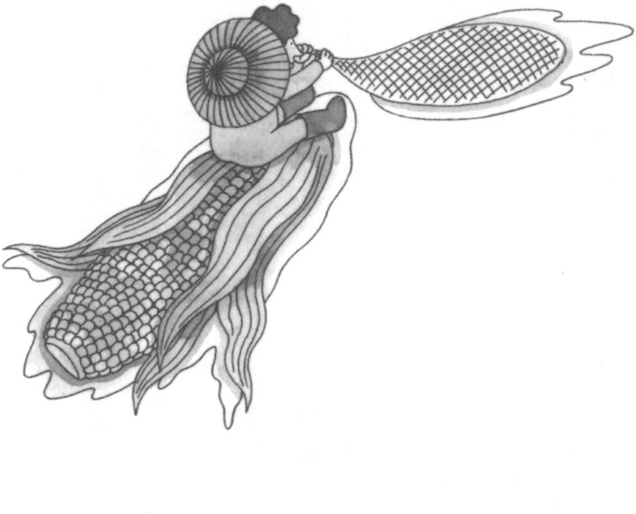

◆工作與運勢

許多日本人喜歡小黃瓜平淡簡單的味道，它們可以配飯吃，也可以做成小黃瓜壽司卷。喜歡小黃瓜的人自我意識強，一旦開始做一件事，一定會盡全力完成。

他們很容易與人相處，較適合可發揮的工作，不適合當朝九晚五的規律上班族，如果與他們特別喜歡或欣賞的人合夥創業，就會非常成功。喜歡小黃瓜的男性很適合擔任宗教領袖，室內設計師或教師，但女性則適合與人合夥而非自己創業。

◆感情與家庭

男性在感情上主動而直接，是個好丈夫；但女性就常令男人覺得反覆無常。這一類型的人不論男女都是很好的性伴侶，尤其是女性視男人獻慇勤為理所當然。他們的健康都不錯，如果飲食控制得宜，男女至少都可活到六、七十歲。

◇茄子家族——多愛自己多一點

◆工作與運勢

「不必給新娘吃秋天的茄子」這句日本俗諺說明了秋天的茄子要比夏天的好，而另一方面，也顯示日本新娘在家中是沒有地位的，至少許多婆婆都這麼認為，所以說不必浪費珍貴的食物在她們身上。

茄子族通常記性好，但有時較自私，喜歡照自己的方式做事，不適合需要團體合作的工作；他們不喜歡傳統，喜歡嚐試新事物，獨立作業較容易成功，假如茄子族遵照自己的意志行事，通常運氣都不錯。茄子男適合經商或當上班族，茄子女則適合從事服務業。

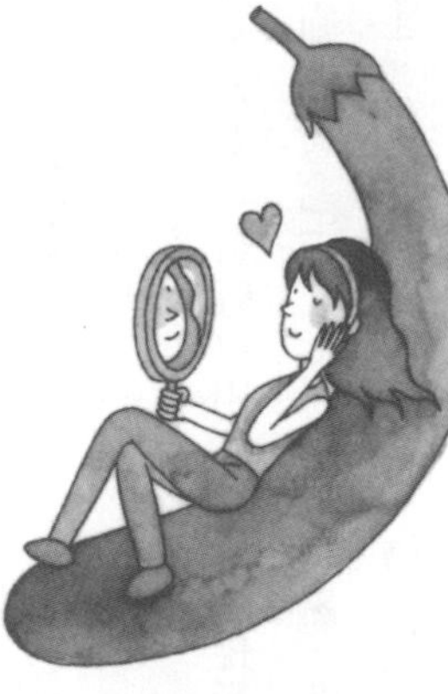

◆感情與家庭

雖然期盼轟轟烈烈的愛情，但卻很少達成目標。茄子女性相當獨立，除非被心動的男人吸引，否則戀愛往往不會成功，而且多半喜歡挑毛病；婚後，會是平凡的妻子。

如果茄子族節制飲食，並且減少鹽份或油脂的攝取，會很長壽。

◇荷蘭豆家族——愛上荷蘭豆，少年出英雄

◆工作與運勢

很多人不喜歡荷蘭豆，但西式餐點卻因為有它而增色不少。二次戰後，罐裝荷蘭豆正式輸入日本，日本人用它當下酒點心，從此荷蘭豆開始受歡迎。

喜歡荷蘭豆的人，喜歡自己創業，他們的個性不會害羞或退縮，但需注意不要太自滿，他們很快便能進入工作狀況，並且迅速完成，尤其年紀輕輕便能有所成就，到中年時才會放慢腳步，但比起同年齡的人，他們仍然很有衝勁。喜歡荷蘭豆的女性，如果獨立做自己擅長的工作，可以做得很好，反之運氣就很差。

◆感情與家庭

男性在情感上熱情多變，可能會同時結交許多女友，有時會用甜言蜜語控制配偶，但其實只是哄哄她們。女性較理智，喜歡責備或嘲笑配偶，所以難以相處，多數人認為他們不是理想的妻子。他們對性事很感興趣，在床上的表現似乎不錯，但其實不然。年紀越大健康情形越佳，他們有堅強的毅力可以抵抗疾病，所以較長壽。

◇蔥家族——喜歡蔥，善妒

◆工作與運勢

不同的季節生產各種不同種類的蔥，它們獨特的香味來自本身所分泌的蔥油，這種油是蔥最大的療效來源。

嗜蔥族聰明樂觀，不會為小事擔心，耐心且專注貫徹於工作。不論男女都是很好的職員，女性會是很好的妻子與母親。

◆感情與家庭

嗜蔥族在感情定下來前會慎選伴侶，婚後過著平凡的家庭生活，但缺點是善妒，如果能控制住這種情緒，仍會有美滿的家庭；性生活普通。

請小心不要飲食過量，同時注意預防疾病，你會非常健康。

◇豌豆家族——笑容溫暖性慾強

◆工作與運勢

豌豆一族多半開朗又容易相處，喜歡平凡的生活，並感到自在快樂，他們會盡力完成被指派的工作，表現不會太凸出，同樣的，遇到困難時也是一笑置之，不會太在乎，而且生活會越來越好。

豌豆女，溫和、容易相處，但在必要時會展現出膽量與勇氣。在工作上，由於男女都不是非常聰明，獨立作業對他們而言較困難，所以應儘量請求他人的協助，在人生的旅途中雖然起起伏伏，但未來還是會相當成功。

◆感情與家庭

豌豆一族在情感上羞於表達，很少將自己內在的熱情表現出來，但豌豆女在追求異性上表現的較為積極，豌豆男很容易情緒化，如果起爭執，彷彿變成另外一個人，但是對婚姻執著，而且非常愛小孩。豌豆一族性能力相當好，健康又長壽。

◇青椒家族——大膽有餘，信心不足

◆工作與運勢

青椒族外表高貴，與人相處融洽，但是有時較輕浮，且三心二意；學習上也常會只學到皮毛，一點兒也不紮實；他們有點粗心，但對人相當好，不論三教九流都有熟識深交的朋友。

如果繼承家產，青椒族會守成且發揚光大，事實上，青椒族也沒有太大的本事自己賺錢。有時對人生似乎缺乏熱忱，可能是因為時常遇到挫折，他們鮮少受幸運之神眷顧。

青椒女大膽無畏，樂意幫助人，並且很健談。大致說來，不論男女運勢會隨年紀增加稍有改善，但年老時運氣有時也會漸走下坡。

◆感情與家庭

青椒男子大多溫柔專情，希望自己也是愛人的唯一，他們很容易擔心。可能是因為缺乏自信，有時他們會被身邊好友奪走愛人。青椒女子則正相反，她會積極改變讓自己成為男人心目中的理想愛人。

婚後，青椒男子會很愛妻子，但如果妻子要求一週內夜晚外出一兩次，青椒男子會無法接受，因為希望妻子乖乖待在家中看孩子，但是青椒男子卻可以放縱自己。青

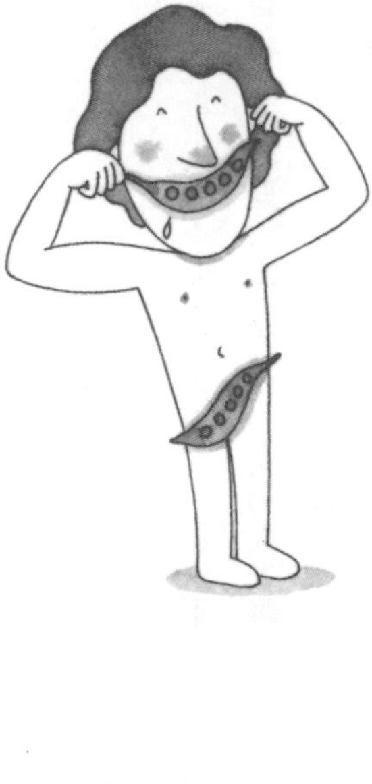

椒女子在婚後會是很好的妻子，會給配偶充份的自由與空間。

青椒男子性能力不是非常強，但很享受那種感覺；而青椒女子則性技巧很好，但也不會太過縱慾，都相當節制，同時，青椒男子都很健康，平均壽命也很長。

◇蠶豆家族——喜歡蠶豆，幸運多多

◆工作與運勢

日本現在吃的蠶豆是在十七世紀由中國傳進來的，愛吃蠶豆的人面對問題時有一種驚人的耐力，只要決定開始做某事，就沒有人可以阻擋，因此很容易為上司所賞識信賴，並視為公司的驕傲。尤其對付困難的工作特別有一套，一旦受到提拔，就會積極努力往上爬，同時運氣也非常好。

◆感情與家庭

蠶豆男，愛情成功；但蠶豆女卻因太過自我，在情場上不如蠶豆男得意，這也不必太擔心，年紀越長蠶豆女會越性感。在婚姻觀念上，蠶豆男較為傳統，大男人主義常會造成家庭問題；而蠶豆女也一樣，會責備丈夫，導致婚姻生活發生種種衝突。

蠶豆男平均壽命約六十至七十，蠶豆女則多半比配偶長壽。

◇西洋生菜家族——缺乏朝氣，削弱運氣

◆工作與運勢

西洋生菜是極普遍的蔬菜，常被用在各種沙拉及三明治上，西洋生菜可中和肉類可能產生的不良影響。

喜歡西洋生菜，多半會對數字很有概念，可以成為傑出的數學家或電腦程式設計師，但社會地位通常不很高，因為不太用心在表現自己比別人優秀，功名對他們而言就如雲煙。對自己的生活也很容易滿足，不太會追求流行，他們會與許多朋友來往，但並不屬於任何群體。

◆感情與家庭

男性很熱情，但交往關係常起伏不定，女性則較死板、理智。婚姻生活相當快樂，與一般夫妻無異，偶爾也會有小爭執。他們的性能力並非特別強，但終身都樂在其中，健康狀況也很不錯，很少為疾病煩惱。

◇蘑菇家族——天賦異稟？

秋天時，日本人很喜歡用各種菇類與米一起烹煮，它也可以增添很多傳統食物的色香味。

◆工作與運勢

蘑菇族多半聰明有才華，與人相處和諧融洽。他們不太會說出內心真正的想法，只將真正的情感深藏心底。不知道該歸類為精於算計還是機智。請小心這些人，因為他們非常喜歡與人鬥智。最糟的是有時聰明反而替他們惹出許多麻煩，社會規範有時會被蘑菇族破壞，假如朝正確方向走，蘑菇族的表現往往讓人驚為天才，並且很快便能達到巔峰。

◆感情與家庭

蘑菇男在愛情上很幸運，通常都是女性主動追求；蘑菇女則似乎容易反覆無常而導致遺憾，如果配偶尊重蘑菇女堅決的意志，她們反倒會得寸進尺。在家中，蘑菇男喜歡掌控妻子，並且擅於說服妻子去做他們想要做的事；蘑菇女則會因為對別的男人過好，引起丈夫的懷疑。

蘑菇男年輕時，性生活相當活躍，但也早衰；蘑菇女情況亦同，但蘑菇一族仍然很長壽。

◇洋蔥家族——日也好暝也好，精神一級棒

◆工作與運勢

洋蔥屬百合科，起源於波斯，後來在伊朗也開始種植。細細的葉子看起來就像一般的青蔥，不過卻又更細。切洋蔥的刀，最好不要混著切其它蔬菜。洋蔥氣味極強，汁液會刺激淚腺；在西洋料理中，洋蔥常被切成薄片擺在生菜沙拉裡。

洋蔥族雖談不上是天才，不過對自己選定的路卻很有毅力。默默工作、誠實的態度，贏得別人對他們的信任。洋蔥族在社交上並不主動，不過只要被他們相任，洋蔥族會成為最堅貞的朋友，為你赴湯蹈火在所不辭。

洋蔥族的外在表現，有時會被人誤以為性情冷漠佔有慾強，所以人們會迴避和他當朋友。只要賦予洋蔥族工作，他們是會徹底地執行到最後的。洋蔥族的生命中充滿幹勁，隨著年紀增長運勢愈強。他們是優秀的銷售人員與好老師。

◆感情與家庭

洋蔥族一經選定伴侶就會一直廝守在旁，但這不代表他們很會黏人。洋蔥族的家庭生活平靜，搞不好有點單調。洋蔥女即使有男朋友，也不會愛得死去活來。結婚後，先生是會被緊繫在洋蔥女的圍裙上的。洋蔥族頗擅長「敦倫」的功夫，男女雙方都少吃肉的話，通常也很長壽。

◇馬鈴薯家族——西線無戰事，夫妻相敬如賓

◆工作與運勢

馬鈴薯的本質就是一團澱粉。在貧瘠的農地裡也能生長，戰爭時是主要的食物來源之一。馬鈴薯起源於中、南美洲，但為愛爾蘭與中歐的主食。在十六世紀時荷蘭人將馬鈴薯引進日本，並迅速地在日本全國生根。它們能夠中和以肉類為主的飲食所代來的負面因素。

馬鈴薯族天生就是卓越的領導人，堅持自己想做的事。擅於與別人交際，可與任何人打成一片，能得到別人的尊重和信賴。事業上或許有幾次失手，但通常馬鈴薯族都會是贏家。他們的成功是時勢之所趨。

◆感情與家庭

馬鈴薯族的感情讓伴侶感覺富足，而且關係嚴謹。他們的會在言詞上讚美伴侶，也不會拒人於千里之外。馬鈴薯女性總在期待浪漫的感情。馬鈴薯族的家庭生活上充滿變化，從不對另一半感到厭倦，馬鈴薯族女性在房事上較男性更為主動。通常無論男女都活得長久，不過要是攝食過多的動物脂肪，有可能健康會急轉直下。

◇南瓜家族——小心，別上了人的當

南瓜造型討喜，用途很多，在仙履奇緣中它是一輛巧妙的馬車；萬聖節它被雕成南瓜燈；美國人愛做南瓜派；它富含維他命A，油炸後當成開胃小菜或煮成濃湯都很可口。

◆工作與運勢

南瓜族擅於思考並有極強的洞察力。他們不是八面玲瓏，但卻有識人之能。只要是他們辦的聚會，多半高朋滿座。南瓜族生活富足，在他們選定的行業上運勢也強過一般人。

◆感情與家庭

南瓜族在感情上是全心全意、忠貞不貳的。不過必須小心不要太相信別人，以免一頭栽進感情的漩渦裡。喜歡吃南瓜的人性能力強、耐力佳，愛配偶且溫柔對待。在社交生活中很主動，也是好父母。

南瓜族擁有良好的體魄與健康，多能長壽。日本自古有言：冬至吃南瓜長命到百歲，這句話其來有自。

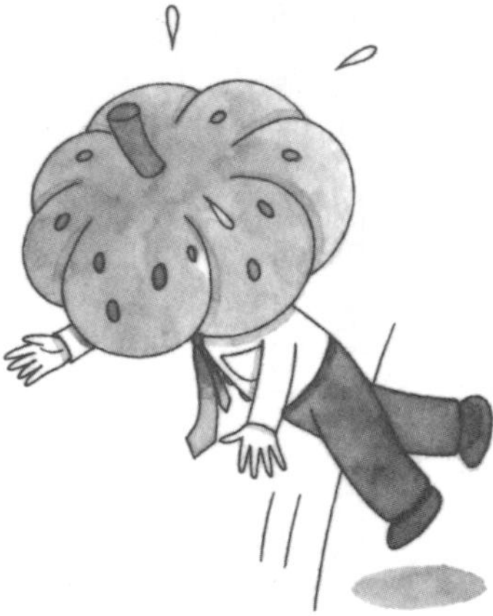

◇蘿蔔家族——愈獨立，愈有利

◆工作與運勢

蘿蔔族其實沒什麼好大書特書的，他們天生能夠吃苦並能取信於人。很容易與人深交，但維持不久。年輕時不順遂，但要是能發展出一套獨特的見解，日後是很可以否極泰來的。蘿蔔族在工作上愈能獨當一面，就愈能在自己的事業上獲致成功。女性的生活怡然自得，隨年紀增長運勢愈佳。

◆感情與家庭

愛吃蘿蔔的人深愛伴侶，但醋意易導致感情破裂。所有的男性都會拜倒在蘿蔔女的石榴裙下，蘿蔔女也有幸在兩性關係上取得和諧。蘿蔔族對配偶付出真心並不吝表現，卻不免有招致誤會的可能。蘿蔔族性能力不差而且持久，但絕非房事冠軍。無論男女都能活得較一般人長久。

◇包心菜家族——熱情無人能比

◆工作與運勢

世界上有各種包心菜，人類在很早以前就知道包心菜有益健康：歐洲人吃包心菜沙拉；愛爾蘭人吃包心菜煮牛肉醬，還有韓國人的包心白泡菜。

包心菜一上桌立刻會增色不少，生的包心菜富含天然纖維及養分，對身體最有益。包心菜有極高的維生素A、B，可以中和油脂裡的不良成分，吃慣油膩的人應攝食更多。有人將包心菜加以醃製，讓它帶點鹹味或辣味。喜歡生食包心菜的人有一個聰明的頭腦；熟食或吃醃製過包心菜的人則天資平平。生食者不僅頭腦聰明，而且工作勤勞、容易相處。他們擅長與人協調，所以比公司的大老闆更能扮演好的諮商顧問角色。喜歡包心菜的女性若嘗試獨當一面，最後多能獲致成功，她們忍耐力強，為達目的百折不撓。

人的能力是不是能在生活、社會中發揮，關係到這個人的健康與運勢，而健康與運勢則看我們喜不喜歡生食。包心菜和許多富含纖維的食物一樣，往往在烹煮的過程中失去養分。喜歡生食大白菜的人往往享有好運氣。

◆感情與家庭

喜歡生食包心菜的人具有同理心也即富熱情，同時有異性緣。無論男女，對感情都很認真。

一旦走入婚姻，家庭生活大多風平浪靜，因為他們對伴侶具有同理心。不論是精神或肉體，他們都很強健，很少罹患嚴重疾病，多能長壽。

◇黃豆家族——熱情又有好運氣

◆工作與運勢

在日本，黃豆因為具有豐富的營養價值，被視為田野產的奶油。原產於中國的黃豆，富含蛋白質，被加工製成豆瓣醬、醬油、豆腐、豆粉、食用油，以及發酵食品：納豆。再沒有豆類是以如此多樣的面貌端上餐桌的。

喜歡黃豆的人，頭腦聰明而且生性勤勉，盛年時便能享受成功的滋味。個性平易近人，往來朋友也多個性成熟，很自然地受到歡迎。他們即使是面對考驗，依然能夠爬上巔峰。

◆感情與家庭

談到愛情，黃豆男的態度認真，因為有一顆純潔的心。但女性卻不然，幾乎不容易把心放在某個人的身上。在家中，黃豆族對配偶用情專一，但是當他們開始說教時，是不太會有人專心傾聽的。黃豆族不論男女都是溫存的大內高手，此外他們身體健朗，不太會有大病纏身，多半能活到七、八十幾歲。

◇菠菜家族——試煉一波接一波

◆工作與運勢

大家耳熟能詳的卡通人物卜派，總在吃下菠菜後力大無窮，菠菜富含維他命與礦物質，是極佳的能量來源。但要是烹煮過了頭，則會大大地破壞營養價值。

菠菜族個性難以捉摸，屬於晴時多雲偶陣雨型，所以也不易專心工作。他們不容易有親近的朋友。當一切平順時，他們較好相處；不過得小心了，一旦他們的情緒失控時，往往會影響到他們的專業。

菠菜族的人生有許多試煉，不過多能安然渡過。他們得學著努力做好份內的事。菠菜族的能力不差，但在面臨決定時，容易猶豫不決。

◆感情與家庭

菠菜族談起戀愛來，有自己的步調。他們不至於冷靜到過了頭，但冷靜的程度卻可能教他們的另一半恨得牙癢癢地。這些人一旦談起戀愛，也會愛得如膠似漆。簡單地說，他們蠻極端的。但仍不失為是個教人喜歡的可人兒。

菠菜男對太太易頤指氣使，所以容易有婚姻問題，應該學會如何忍耐，並且把決定權交給妻子，並且相信妻子能做出最好的安排。菠菜男女精力旺盛，對愛忠貞，通常能活到六、七十歲，運氣多半不差。

◇地瓜家族——瓜哥、瓜妹是最佳拍檔

◆工作與運勢

從以前到現在，地瓜就是大量生產的農作物。無論炸、煮、烤都很好吃。女性大多數都喜歡地瓜，地瓜含許多澱粉，正好補充飲食中需要的大量澱粉。

地瓜族做決定當機立斷，毫不費力。記人的名字也頗有一套，而且博覽群書，滿腹經綸。他們的心胸開放且友善，深獲朋友喜愛，從沒有人會憎惡他們。地瓜族工作耐性強，能夠克服可能面臨的困難。他們的運氣會愈來愈好，尤其是在中年的時候，特別是事業。

◆感情與家庭

就像是烤地瓜一樣，愛吃地瓜的人給的愛是全心全意、深刻而溫暖的，有時甚至會熱到難以掌握。地瓜女特別熱情，一旦墜入情海，會愈陷愈深。家裡因為有這些幽默的人而笑聲不斷，氣氛和樂。地瓜族頗能享受閨房之樂，尤其女性會是很好的伴

侶。

地瓜族內分泌旺盛，身心都很健康。最重要的，他們還有個健康的胃。男女雙方多能長壽。

◇蕃茄家族——平步青雲，扶搖直上

◆工作與運勢

蕃茄原產於秘魯，最初在歐洲與北美頗受歡迎。十九世紀首次傳到日本，當時稱做「紅茄子」。喜歡吃蕃茄的人多屬天才型。只要不自戀於自己的優異稟賦，都能與人和諧相處。他們看得遠也看得準，具有成為時代先鋒的潛力。這些人在人群中很活躍，會成為朋友間的話題人物。他們野心勃勃，只要能態度謙虛、謹慎，憑他們的本質絕對能讓夢想實現。他們的運氣與努力有直接的關係。

蕃茄族擅長於建築、海洋探測與企業管理。不論從事哪一行，都能大獲成功，贏得財富。因為相信自己的能力，所以也會督促自己爬上巔峰。

◆感情與家庭

蕃茄族談起戀愛，會醉臥情海，忘了置身何處。家庭與性生活美滿，很少會變胖，也多半長壽，不太會生什麼大病。蕃茄裡的胡蘿蔔素讓人能充分享受到翻雲覆雨之樂，而且一波未平，一波又起。蕃茄族請小心別吃太多的魚或肉，以免吃下的蕃茄效果打折。

◇蕪菁家族——股市高手，叱吒風雲

◆工作與運勢

自古以來醃製與煮熟的蕪菁，一直是日本人餐桌上的常客。蕪菁讓身體更活絡，又富含鈣質，非常適合精力旺盛的人食用。而喜歡吃蕪菁的人也多財運亨通。

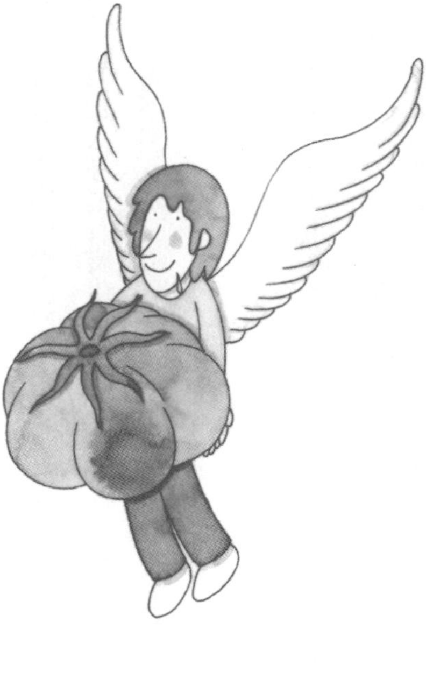

蕪菁族就像對周遭事物少根筋的教授型人物。他們精於數學，對數字敏感，也應該去找這一類可以發揮特長的工作。不過得先有個心理準備，求職之路總會曲曲折折的。蕪菁族適合坐擁權位，他們做什麼都好，也總能爬上高峰，尤其適合創業。

蕪菁族個性較孤僻，不夠圓融，不喜歡太多的社交生活。不過也沒啥好苦惱的，要不就成為學者，要不就是建築學家，再不然就是股市交易員——這些工作都和人離得遠遠地——多半也有不錯的運氣。

◆感情與家庭

蕪菁族對異性沒什麼興趣，結婚很可能只是遵守傳統。蕪菁男雖然不是個多解風情的先生，倒不失為是居家型的好男人。蕪菁女則多半隨勢所趨，早早就嫁做人婦。一旦進入家庭，她們會是忠實的妻子。想要一個忠實的伴侶嗎？找愛吃蕪菁的人準錯不了。

◇山藥家族——今天的悲傷將是明天永恆的歡樂

◆工作與運勢

從前的孩子朗朗上口的童詩：「鄉下的阿嬤進城來，總會帶著山藥來」山藥在鄉間是很普遍的食物。而想到山藥也會讓人想到鄉間生活的情趣。

儘管山藥族有些讓人無法捉摸，卻是雪中送炭的朋友。他們鉅細靡遺，喜歡實驗。起伏當中，山藥族會再站起來，終究還是獲得成功。所以他們完全不擔心，今天的汗水會成為明天的喜樂。喜歡吃山藥的人也多半聰明且受人信賴。

◆感情與家庭

愛吃山藥的人談起戀愛來，就像魚兒上鉤了。一愛上就熱切無比，就算釘上十字架也無所懼。愛吃山藥的男性個性直接。女性則比男性害羞，一旦真心愛上了，要說也說不出口。家庭中這些人該多調適自己與另一半相處，才能避免紛爭。

山藥族的性能力比其他人好一點，但絕不是夜夜春宵型的人。他們也多半能活得長壽。

◇薑家族——老婆愛吃薑，要得多

◆工作與運勢

薑樹具有獨特香味的球根，在西方被拿來做成生薑汽水；在日本原產於台灣的薑則被放在壽司旁擺飾。雖然傳說吃過多的薑會失聲，但這不過是用來警告人不可攝食過量。

愛薑族天資平平，對金錢錙銖計較，搞的事也多半和錢有關。愛薑族多半長壽，但因為生活不穩定，財運也不甚亨通。而且有許多男性好賭，尤其是賭馬、麻將，十賭九輸卻賭性堅強。女性則自視甚高，有時近乎自戀，不願在別人面前示弱。

◆感情與家庭

薑族人常掛在嘴邊的話是：「我愛我，你也愛我」。女性如果喜歡具有雄風的男性，很容易被薑族男人所吸引，儘管一般人或許認為，薑族男人略嫌粗魯。薑族男子對女人是百般挑剔，對外型姣好的女人情有獨鍾。薑族女性總是情不自禁，而且性趣盎然。想要享有一般家庭生活的男性，小心遇上這些人以免離婚、再婚。無論男女，一生當中有可能梅開二、三度。

男性雄風到中年時快速衰退，而且性趣缺缺；女性則多半不能真正從另一半身上得到滿足。

年輕時，薑族身體健康，不過稍嫌懶散。等到年近中年，身體狀況開始走下坡。

女性外表看起來相當健康，但胃況不佳，小心得腸胃疾病與貧血。

◇韭菜家族——有了韭菜，業務一級棒

◆工作與運勢

用來形容韭菜族的字眼有：講理、保守、思考合邏輯，所以他們適合擔任公司的高階主管。如果一家公司裡，副總與其他管理階級都是喜歡吃韭菜的人，這家公司的業務一定蒸蒸日上。儘管愛吃韭菜的人不見得身體強健，但他們的個性、動機很強。

他們會創造出大筆的財富，是幸運的一群。

◆感情與家庭

喜歡吃韭菜的人，男女雖然趨於保守，一旦陷入愛河或與人心靈交會時，會顯得社交性頗強。他們在愛河中來去自如且不當回事。要是遇見的異性不投其所好，光是講話都嫌浪費時間。但若是棋逢敵手，反而會創造出美滿的家庭，不再漫遊四方。男女雙方到了中年時，大約在四十歲上下精力逐漸走下坡，但假以時日，他們會重提性趣。基本上他們的身體都很健康，也多半長壽。

◇芋頭家族——輕輕鬆鬆過一生

◆工作與運勢

許多在玻里尼西亞的人也吃這種球根，夏威夷人也當它是主食之一，把芋頭打成泥稱為poi poi是營養充足的食物。夏威夷人常說：即使光只有poi可吃，營養就足夠。

通常喜歡吃芋頭的人，不論男女都給人溫吞的印象，一切慢慢來。不過他們只是開始時動作慢，做事態度輕鬆，生活處事上不那麼講究方法，再對他們熟悉一點，你會發現他們還是很有條理、深思熟慮，得人信賴。他們就像是迷宮裡的小老鼠一樣，不斷地嘗試不同的途徑直到找到對的路為止。

喜歡吃芋頭的人常常會遇到一些困難、痛苦與艱熬，但他們不為所挫，終會度過難關，否極泰來。

◆感情與家庭

芋頭男通常很快地墜入愛河，會以專注地眼神盯著妳說：「妳是我的唯一」。芋頭女則大相逕庭，在她們認真之前，總是細細推敲、慢慢確認。男女雙方都在找與自己相似的人，追求一段良緣。如果能成就這樁美事，他們會建立安定、幸福的家庭。性生活與一般人無異，沒什麼值得大書特書。不過要是中意的對象不搭軋，可能會發生許多問題，好比龜兔賽跑的主角被湊在同一個屋簷下。

這些人身體狀況還不差，多半會邁入六十歲大關。男性可能會罹患慢性病。

◇豆苗家族——來點豆苗放輕鬆

◆工作與運勢

豆苗族個性恬淡、平易近人，鮮少有惡念或壞點子，也不太會想到負面的事情。他們富好奇心、喜愛閱讀，總想弄懂事情的來龍去脈，瞭解狀況。他們會設定主題找出內幕消息，往往還能挖出別人所不知道的實情。由於這種性格，使他們容易成為好記者、作家與企業人士。豆苗族的一生都不錯，運勢也是漸入佳境，如同漲潮一般。

◆感情與家庭

許多愛吃豆苗的女性最後捨事業而就家庭，甘心情願地扮演起好妻子、好伴侶的角色。談起感情，就像做其他事一樣，豆苗女或豆苗男都會考量再三。結婚的話，豆苗族都會有美滿的家庭生活，性事上則與一般人差不多。

豆苗族的生活很健康，不過男性得小心病毒，女性有時候會有胃疾。

◎水果

◇蘋果家族——蘋果紅冬冬，爽朗又達觀

◆工作與運勢

日本青森縣的蘋果研究所對蘋果做了許多研究，改良了日本蘋果的口味而更受到大家的喜愛。蘋果也有許多精采的故事：威廉泰爾持弓射中兒子頭上的蘋果；亞當吃了伊甸園的蘋果，結果卡在喉嚨裡成了喉節；牛頓則是因為一顆蘋果砸到頭而發現地心引力。

蘋果族的個性爽朗、達觀，但就像老奶奶烤的蘋果派一樣，有他保守的一面。這些人精力充沛，追求事業成功，也多能達成。蘋果族的性格成熟，對工作有遠

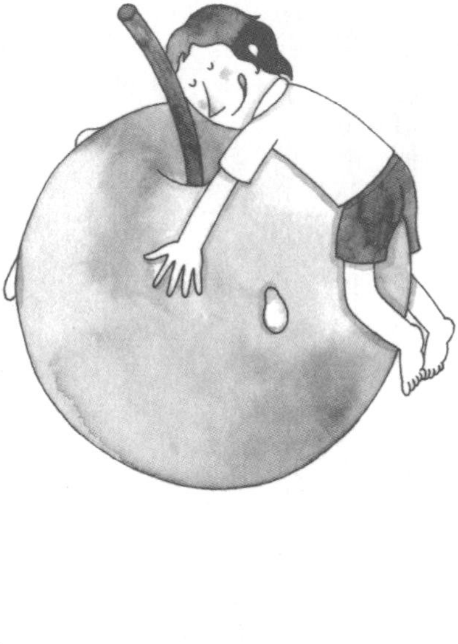

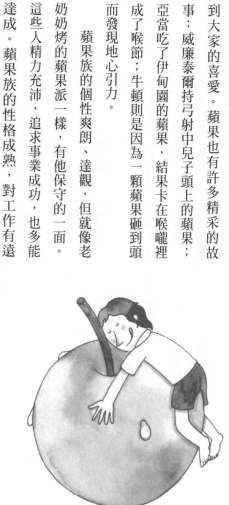

見。不過喜歡吃蘋果的人總想取悅每個人。蘋果族年紀愈大愈活躍。如果他的身邊環繞著對的人，他們就會有很好的運勢。可惜的是，這些人太容易相信別人，所以常受騙。

◆感情與家庭

蘋果男，對愛情很謹慎。有了心儀的對象，一開始不會陷得太深。蘋果女則會打著燈籠慢慢找她們的真命天子。婚後這些人的家庭生活平靜，不過免不了還是有一些起伏。喜歡蘋果的人享有很傳統的家庭生活，他們的性能力在中年達到高峰，終其一生身體健康而且長壽。

◇香蕉家族——越夜越美麗

◆工作與運勢

香蕉盛產於熱帶亞洲，日本的香蕉是進口的，被存置在倉庫中香蕉還是青澀的，要到顏色轉黃，開始釋放出香味時，才是食用的時候。

儘管有人認為香蕉是孩子的水果，卻還是有許多大人愛吃。喜歡吃香蕉的人雖沒有天賦異稟，不過耐力強，會是成功的上班族。也由於他們的耐力，會使其他人願意傾聽，香蕉族最後總會受到幸運之神眷顧。他們應該為自己找一個職場，讓自己能在長期計劃中好好表現出細心的特長。

◆感情與家庭

香蕉男只要遇上自己的夢中情人，就很容易神魂顛倒。婚後，小倆口相處會遇到困難，不過都是小題大作。香蕉族會善待他們的配偶，並且是全家的開心果。

不用為香蕉族的性生活瞎操心；翻雲覆雨的功夫，他們很有一手。香蕉族的健康狀況良好，不過還是得小心自己的飲食習慣，以免傷胃。

◇櫻桃家族——多點幽默，多點溫馨

紅艷賽寶石，滋味如初夏。人們愛極了玻璃碗裡的櫻桃，鮮豔欲滴。夏天在陽台，一邊搖著扇子，一邊享用櫻桃，真是人間美事。

◆工作與運勢

喜歡吃、思慮周全、話不多、不擅應酬、值得人信賴。這些人做事按步就班，腳踏實地。若能繼承家業，運勢會特別好。

◆感情與家庭

櫻桃男對感情很謹慎，常嚐敗績。櫻桃女也不太積極。這也是為什麼櫻桃族決定結婚後，會生活平靜沒風暴。不過喜歡吃櫻桃的配偶有時缺乏幽默感，讓另一半不知如何是好。他們的房事技巧一流，不論是主動或被動性格，都可彌補這項遺憾。如果飲食不過量，櫻桃族很少會生什麼大病。男女都能活得長壽。

◇無花果家族——十個富翁，九個愛吃無花果

◆工作與運勢

聖經裡敘述亞當與夏娃吃下智慧之樹的禁果後，覺察到彼此身上一絲不掛，慌忙間摘了無花果葉圍在腰際。無花果在聖經的所羅門之歌也曾被提及：無花果樹冒出綠綠的果實；葡萄籐上鮮嫩的葡萄散發著甜香。西方國家將無花果視為興旺的象徵。無花果的味道嚐起來既甜也鮮。

嗜吃無花果的無花果族記憶力極佳，擅於辨別、理解力強。天生的機敏讓他們和

別人相處愉快。除掉未可預見的大自然法則，無花果族的晚年會過得很好。終其一生，運勢愈老愈佳，事業順利、財運亨通。

◆感情與家庭

無花果男對感情看得稍重，通常是完美的丈夫，不過對妻子的所做所為喜歡發表議論。無花果女很容易嫁給初戀情人，她們是具有幽默感的，並且知道如何讓自己的先生舒服，真的是很不錯的伴侶。男女皆性能力活躍、身體健康，老年生活圓滿。只要不過度食用肉類，即能擁有健康體魄。

◇葡萄柚家族——不帥不嫁，不美不娶

有些人怕葡萄柚酸到牙齦的感覺；有些人則認為這顆果實飽含暖暖陽光。吃葡萄柚時可別加太多糖，應該多品嚐它的自然原味。葡萄柚族擅長做整體規劃，不過不太注意細節。他們很有活力，中廣身材，酒量不錯，機智而且會吹牛。葡萄柚族很清楚如何在邊緣遊走。通常在中年時運勢會愈來愈好；但不是事事順利，偶爾還是會有逆

◆工作與運勢

境，例如投資上遭到損失。

喜歡葡萄柚的人懂得社交。看起溫和，但意志力強，在同性間不見得受歡迎。通常都長壽也擁有健康。

◆感情與家庭

葡萄柚男在愛情中演技極佳，不過，心口不一往往造成傷害。葡萄柚女不喜心智上的交誼，多偏好肉體關係。男性婚後會變得自我中心、強勢。他們在中年以前會有旺盛的精力，但一過中年就迅速走下坡。女性對性並不特別熱衷，一旦找到終身良伴，反而不再對異性感到興趣，也因此，婚後忠於家庭也擁有美滿的婚姻。

◇葡萄家族——葡萄葡萄，好運年年來

秋天的葡萄特別可口。不同品種的葡萄可以釀製許多不同的葡萄酒，葡萄酒在日本日漸受到歡迎，特別是受到年輕人的喜愛。

◆工作與運勢

葡萄族生性謹慎，隨時為老年期做準備。他們天資聰穎，擅於細部規劃，通常居

於領導地位。如果能有貴人相助，運勢會更好。儘管人生起起伏伏，葡萄族終究能獲致成功，不需要操之過急。

葡萄男是打屁高手，很能和人打成一片。葡萄女個性溫和，與人交談平穩不急躁，頗受歡迎。葡萄男適合從政或做業務；葡萄女則適合創業。

◆感情與家庭

葡萄男看起來輕率，實則不然。他們十分謹慎，甚至有的人會說葡萄男工於心計，生性冷漠，只因為葡萄族對於利己的事，絕不輕易罷休。葡萄族應該多點幽默。葡萄女在愛情中多畏首畏尾，以致坐失良機。人稱嫻靜其實正是她們最大的敵人，因為太過安靜會顯得陰沉。不過她們還是有女人所能擁有最好的運勢。

有些太太會擔心葡萄男不夠務實。葡萄男或許對家計用心不足；但葡萄女倒是個好太太。葡萄族多能擁有美好的性生活，不過很快就筋疲力竭。男性的體格不錯；女性也很強健；無論男女都能活得長壽。

◇檸檬家族——酸酸甜甜，好滋味

◆工作與運勢

檸檬常被拿來做佳餚綴飾。有人完全無視於此，埋頭猛吃，這真是大錯特錯。在食物上擠幾滴檸檬汁，可以中和食物裡的有害的物質，還可以享用到添加了檸檬香和維他命C的菜餚與飲料。

檸檬男，性情急躁，但不至於反目成仇。特別容易被某些問題激怒，但對其他問題又很寬容。檸檬族或許容易激動，但不致太過極端。

檸檬女樂意為人鞠躬盡瘁，犧牲時間也在所不惜。儘管服務到家，她們心裡還是希望當事人能自己料理好自己的事。只要不要做過頭，檸檬女的個性其實是不錯的。檸檬族，不論男女都很機靈、聰明，運勢也都很不錯。

◆感情與家庭

在兩性的浪漫關係當中，檸檬族從頭到尾都非常嚴肅看待。一旦結婚，除了自己容易動怒，還常會指責配偶過於任性。檸檬族有時容易忌妒，以致危害到親密關係。

檸檬族是雲雨高手，但不持久：他們非常能夠理解歲月不饒人與力不從心之感。檸檬族只要不要吃太多的肉多能長壽。

◇哈密瓜家族——挑妻一級棒

◆工作與運勢

哈密瓜在日本價錢昂貴，被譽為高級水果——其實這完全是供需的問題。真正讓人喜愛的是它的香甜滋味。喜歡吃哈密瓜的人有企業頭腦，敏銳、務實、有條理。他們非常有耐性，即使遇到挫折也能重新出發一直到工作完成。儘管路上問題重重，哈密瓜家族也多有幸運之神眷顧。

◆感情與家庭

哈密瓜男自尊自重，他們可不是兜著石榴裙轉的人，他們在耐心等待真命天后的出現。你很難猜到哈密瓜男腦子裡在想些什麼，不過你會發現他們正一路盤算如何走上紅毯的另一端。哈密瓜女不是東家長西家短的八卦女，不過還是會有好朋友；一旦墜入情網，她們一開始會愛得很深，一陣子之後，就會回復理智。

哈密瓜男缺乏幽默感，但對妻子的感情表露無遺。哈密瓜女對丈夫全力支持，溫柔而且熱情。這些人性慾頗強，而且知道要改變方式來取悅配偶。無論男女都屬長壽。

◇柳橙家族——既甜蜜又迷人

◆工作與運勢

柳橙和檸檬、柑橘一樣，都屬柑橘科，這些帶有酸味的水果獨特的香味。柳橙對身體有很大的助益，許多專家強調，柳橙汁一杯是治療感冒的良藥。

柳橙族思慮清晰，是很好的員工。別人對他們也會抱持好感，他們是有魅力的，謙沖為懷是最吸引人的特質。柳橙族能對客戶提供良好的服務，如果願意忍耐到中年，自然運勢就會開展。柳橙家族應該耐心等待時機成熟時。

◆感情與家庭

柳橙男生性被動，他們不會追著女人團團轉。柳橙女有機敏的腦袋，絕不會被愛沖昏頭。對外人而言，喜歡柳橙的家庭顯得和樂融融，但其實他們也有潛在的問題，因為愛得太多會導致柳橙族善妒。

柳橙族有超強的性能力，但常後繼無力。他們擁有健康的身體，即使生了病也能迅速痊癒，也多半長壽。

◇木瓜家族——一晚三次也不在乎

◆工作與運勢

日本俗諺說：「木瓜轉紅時，大夫臉變綠」。當成熟的木瓜進口到日本時，沒多少人生病，所以大夫就沒得賺了。喜歡木瓜的人很少生病，他們天資聰穎，也多半會是好朋友。不過有時候他們逼得太急，把朋友都給逼走了。木瓜族生活尚可，不太常有傲人的成績。運勢平平。

◆感情與家庭

木瓜男常陷入愛的漩渦，但隨即抽身；木瓜女不擅表達內心所想，通常生性羞澀。你很難斷言木瓜族是否婚姻幸福，因為有點像搭雲霄飛車。最根本的理由是木瓜男看不起妻子，而做妻子的則不斷抱怨。

木瓜一族有充分的性慾與精力。他們擁有美滿的性生活，而且終其一生皆是如此，維持得頗為長久。

◇桃子家族——健康如花開

◆工作與運勢

桃子味甜多汁，原產於中國。在春暖花開時，桃樹會綻放出粉紅色的花朵。日本神話中的桃太郎就是桃子裡蹦出來的，鮮活而討人喜歡。

喜歡吃桃子的人，分析能力極強，思考迅速。桃子族不是特別擅於社交，但卻是很好的朋友。只要能找到支持的後盾，通常在事業上桃子族會大有斬獲。桃子的愛好者只要碰得上伯樂就會成為千里馬。

◆感情與家庭

桃子男似乎挑剔成性，總希望在現實的愛情中找到理想情人。桃子女對羅曼史並不熱衷。桃子族是理想的配偶與父母，善待伴侶與家人，家庭溫馨。不過有時似乎與朋友外出的機率稍嫌頻繁。

桃子族，無論男女對性都高人一籌。他們很少生病，但應避免飲食過度。桃子家族多能享有健康。

◇洋梨家族——欲迎還拒

◆工作與運勢

洋梨是秋天具代表性的水果之一。因為容易潰爛，所以只有當令才能享用到。不過現在有溫室栽培的洋梨，所以變成一年到頭都吃得到。但就像買其它水果一樣，最好還是買戶外的新鮮洋梨。

喜歡吃洋梨的人如果繼承家業，大致上還過得去。不過要洋梨族自己創業可能就不行了。如果他們得到適當的鼓勵並進一步籌劃，多能感到自信並負起責任。他們迷人且善於交際，因此頗受歡迎。

◆感情與家庭

洋梨男一旦陷入愛的漩渦，多半能循序漸進地邁向婚姻之路。洋梨女則不會再另有他人，愛情儼然將她們的眼睛加裝了百頁窗，顯然洋梨族對伴侶相當忠誠。他們說了就做的方式讓他們在兩性關係中掌握主控權，也因此應該多注意自己這種負面的性格。

洋梨族頗能享受性生活，雖然不見得會刷新任何記錄，但請避免過度，以免傷身。洋梨族通常能夠擁有良好的健康。

◇鳳梨家族——鐵血無情

新鮮鳳梨美味可口；罐頭鳳梨酸而有鐵罐味。平常就該多嚐嚐新鮮的味道，多多體會大自然的恩賜。

◆工作與運勢

愛吃鳳梨的人，資質並非特別凸出，但對人生卻天賦異稟。他們的事業多變，但跌倒之後多能東山再起。鳳梨族不怕犯錯，生性好鬥，性喜爭辯，一旦立場確定就不動如山。有時過於莽撞以致為人愚弄；只要好好控制住脾氣，運勢自會好轉。

◆感情與家庭

鳳梨男非常自我中心，做任何事都要依他們的步調。鳳梨女則在陷入熱戀時會盲從，不過很快就熱度銳減。這些男女若捉對成雙，很難西線無戰事。鳳梨男和配偶擁有不錯的性生

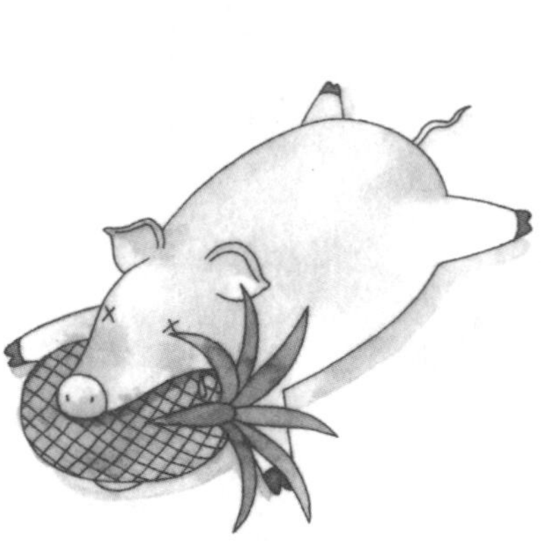

活，但不甘於只對一人貢獻。鳳梨男不是顧家型男人，他們受惠於鳳梨，健康情形不錯且多能長壽。

◇草莓家族──性技不高，後勁綿延

◆工作與運勢

成熟的水果剛摘下來，味道鮮美，尤其是草莓，再沾上鮮奶油可是箇中極品。很可惜，市面上充斥的都是溫室栽植的草莓，很難得嚐到當令草莓的美味。春天的時候，草莓的小白花怯生生地展開它的五瓣；夏天來臨時，紅色的莓果成熟。野生的草莓比溫室的小，但香味濃郁。

喜歡草莓的人真誠可靠，通常是好的傾聽者。草莓族生來頗受眷顧，通常長得不錯，猶如鮮嫩的草莓一般。他們得人寵愛，就像人對田圃中的紅寶石情有

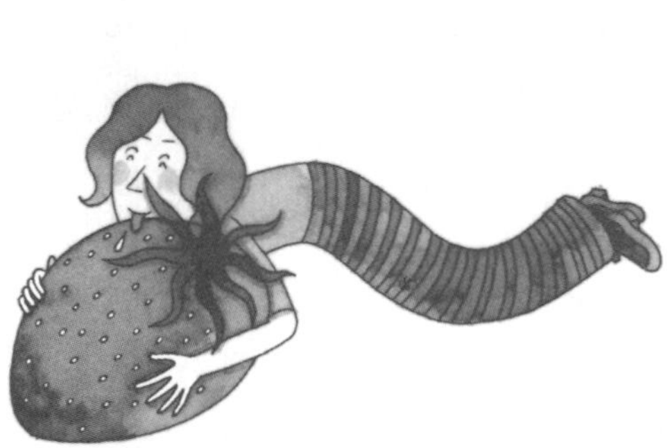

獨鍾一樣。草莓族在事業上享有成功，是個天生的領導者。不過過於嚴肅，應圬培養幽默感。

◆感情與家庭

草莓男全心維護他們的婚姻，一旦找到真愛，絕不會讓自己的婚姻陷入任何危機。儘管草莓男有不少朋友，但女方卻不喜歡他們強人所難的個性。如果是成長在良好家庭中的草莓男，一般女性也只會當他們是好朋友而已。相對的，草莓女並不積極尋找另一半，戀愛的路也走得不是很順遂。草莓族有著和他們父母一樣的運勢，家庭生活平靜。雖然並不擅於性生活上的技巧，草莓族後勁綿延，不會輕易放棄。

吃草莓不加糖的人不太會生什麼大病，只要吃東西得宜，健康情況也都不錯。

◇橘子家族——好康都有你，好事都給你

◆工作與運勢

秋冬時節在日本，全家人圍坐桌邊吃橘子，窩在家裡避寒。橘子富寒維他命C，常吃的人身體健康。

橘子家族頭腦清晰，所以很多人成為科學家或大學教授。他們跟別人相處融洽，只要能夠持久，做什麼事都能成功。橘子族的運勢會愈走愈順。

◆感情與家庭

喜歡橘子的男性，會為自己找到最合適的人，並且付出相當的熱情。橘子女則反之，因為思考過於符合邏輯，所以不易墜入愛河。無論男女都能夠營造幸福家庭，唯獨有時控制欲稍強。橘子家族性能力極強，一發不可收拾。雖然看來不是很強壯但擁有健康的身體也多能長壽。

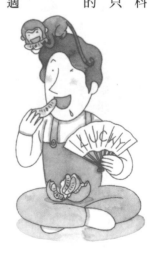

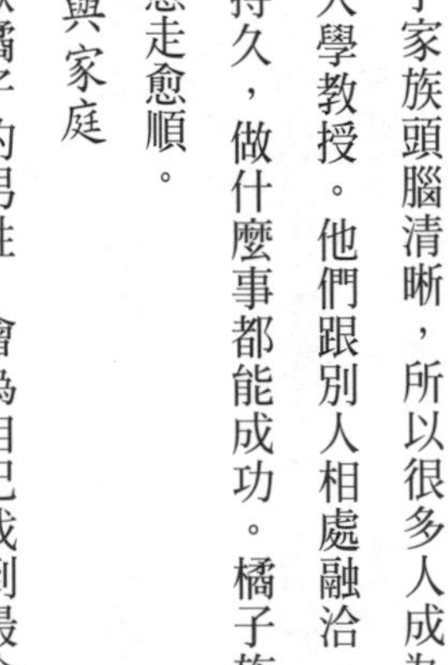

◇西瓜家族——又是好配偶也是好父母

◆工作與運勢

夏天是盛產西瓜的季節。這個原產於熱帶亞洲的水果進口到日本之後，經過配種改良，如今頗迎合日本人的口味。一直以來，西瓜被拿來當作治療腎臟病的良方。

喜歡吃西瓜的人資質平庸，但為人所喜愛也喜歡與人相處。儘管有時候難免犯下大錯，依然能夠受到幸運之神的眷顧。不見得特別具有領導特質，適宜從事與人相關的工作；喜歡吃西瓜的人會走老運。

◆感情與家庭

要等到西瓜男感情成熟，可得費上好半天的工夫。西瓜女也不是乾柴烈火型，不過一旦認定就會長久相伴。西瓜族愛自己的配偶且不吝於表達。對孩子而言，他們是開朗且能提供協助的好父母。

西瓜族雲雨功夫不差，長年享有美好的性生活。新陳代謝良好，很少生病。如果珍惜自己的身體，要想長壽並不難。

◇楊桃家族——我就是閃亮那顆星

◆工作與運勢

楊桃一族多少都帶有些與眾不同的特性，許多人會將他們歸類為怪怪一族。楊桃族的溝通能力平平，所謂的幽默感也純屬個人取向，實在不是那麼有趣。他們常常說了笑話後，只有自己哈哈大笑，聽的人卻笑不出來。

如果想做生意，楊桃族應該事先做個詳盡的計劃，將犯錯的可能性降到最低。但是當錯誤已造成時，楊桃族倒是能很快地補救。在工作上，無論是集體作戰或獨立作業，楊桃族皆可應付自如。他們的日子充滿磨難，但百折不撓總會成功。除了一些磨難外，愛吃楊桃的人其實運氣頗佳，往往吉星高照，最後財富滿貫。

◆感情與家庭

愛吃楊桃的男女在選擇約會或結婚對象時，會看對方是否能真正欣賞他們的幽默，如果答案是肯定的，雙方就會很登對。若能找到相似的另一半，通常會有美滿的婚姻與幸福的家庭，楊桃男對妻子非常溫柔體貼，在家裡屬於話較少的一方。楊桃女起初會熱情如火，但很快就冷卻下來。她們很支持自己的丈夫，總是贊同對方，給予正面的回應，對丈夫的笑話相當捧場。因此，這些人是少數沒有家庭紛爭的夫妻檔。無論男女都長壽且少有重大疾病。

◇榴槤家族——愛你最深，恨你入骨

◆工作與運勢

榴槤在亞洲相當普遍，人們對它的喜好是兩極化的。在超市裡，榴槤刺鼻的味道能讓你知道它離你不遠，但嚐起來卻和聞到的氣味大不相同。愛吃榴槤的男人強壯、激進，永不妥協，不斷地勇往直前，具有令人信賴的特質。女性和男性不分軒輊，堅強獨立，可以在從事的工作領域中與男人並駕齊驅。但是一旦犯了大錯，會就此一蹶不振，久久無法釋懷。但是受到朋友支持、鼓勵的話，他們就能堅持下去。精力充沛的榴槤族財運平平。

◆感情與家庭

榴槤男雖然外觀上有強健的體魄，但雲雨功夫倒是不怎樣。榴槤女則是箇中高手，卻不喜歡採取主動。不過一旦演練起來，她們還是會樂在其中。榴槤族婚後，做妻子的會督促丈夫，有時甚至會瞧不起另一半。到了五十多歲時，除非必要，否則鮮少交談。他們只是是彼此共生而已。

男女健康情況平平，男性有時會有肌肉酸痛的問題，女性要小心腸方面的疾病。

◇芭樂家族——我喜歡我，你也應該喜歡我

◆工作與運勢

在許多熱帶國家裡，人們相信這種可口的水果以及打製成的鮮果汁含有豐富的維生素與滋補的成分。芭樂族個性自我中心、輕率而不害臊。有時會因為相信自己的絕對、喜歡成為注目焦點，而顯得侮慢無禮。他們的智識與事業生涯平平，事實和他們的想像總有差距。芭樂族還認為，事情只要到他們的手裡就一定可以搞定。他們有時表現得像個城堡堡主，不過僅止於自我的的想像罷了。講到運勢與財富也是普通而已。

◆感情與家庭

芭樂男女都相當自我，因為他們的老大心態，凡是愛上他們的人，在感情的世界裡得先有屈居老二的心理準備。伴侶會因為他們情緒起伏而感到不知所措。他們的性趣平平，時而熱情如火，時而冷若冰霜，令伴侶百思不得其解。如果伴侶凡事以他們為尊，可保家庭幸福，反之則有問題產生。愛吃芭樂的人健康情況不錯且多能長壽，男性要注意血壓的高高低低，女性有時則會為腸胃問題所困。

◇奇異果家族——動作迅捷如鷸鴕(Kiwi)

◆工作與運勢

愛吃奇異果的人表現都不錯，友善、心思敏捷，能快速的吸收資訊並掌握狀況。他們對自己的事業堅信不疑，對從事的計劃也會徹底執行，很少半途而廢。男性是天生的企業家，不適合領死薪水。如果能找到志同道合的人共事，將會是很好的工作伙伴。女性則適合在群體中工作。

由於凡事思慮周到，他們會因工作而致富。

◆感情與家庭

愛吃奇異果的男人是好丈夫，擁有幸福的婚姻，會為家庭奉獻。女性則有點遲鈍、善變，有時顯得無知且不夠莊重。奇異果男女都性趣高昂、熱情敏感，能享受雲雨之樂。

這些人身強體壯，只要不飲酒過量，就能保持健康並長命百歲。

◇荔枝家族——緣投男女

◆工作與運勢

荔枝雖是一種有益健康的水果，但在許多國家並不普遍。荔枝男女做事時，總會有貴人相助。在事業上，他們會發現馬上就有一堆同伴聚集，並且對他們說：「這個主意不錯，我也想軋一角。」女性無論在事業、社交或公共事務上，也會得到相同的禮遇。他們的身邊人材濟濟，而且願意同甘共苦，因為能夠得到支持，愛吃荔枝的人從事的計劃都會成功。因此，你可以說他們是邁向成功的催化劑。這些人的財富會累積得愈來愈多。

◆感情與家庭

在愛情與婚姻方面，如果男女雙方都喜歡吃荔枝，可享幸福的婚姻與快樂的家庭生活，若只有一方是，就有可能會發生問題。荔枝男女性趣勃勃且持久不衰。女性是好太太、好伴侶，不過另一半要是做了對不起她們的事，有了外遇之類的情事，那可得千萬小心。她們會完全變一個人，並和老公勢不兩立。俗話說得好，「天知道還有什麼會比一個女人對你的輕視更可怕！」，這句話用來形容喜愛吃荔枝的女性是再貼切也不過了。

男女雙方身體健康、體格強壯，少有重大疾病，多半屬長壽型。男性要避免飲酒過量，以免引起胃病。

◇芒果家族——好人吃的好水果

◆工作與運勢

美味的芒果可以有各種不同的吃法，還可以拿來做很棒的派以及麵包，不過它們所含的油脂多了點。愛吃芒果的人心胸開闊、興趣廣泛，時時刻刻都想拓展自己的知識領域。他們會多方閱讀、加入團體，並與具有不同視野的人交往，以滿足求知慾。喜食芒果的人品格高尚，是值得信任的好情人。他們工作認真，無論在自我或生活上，都想有所提昇。隨著性格愈趨成熟，財富與生活也都會臻於佳境。芒果族並非生意好手，卻又熱愛社交生活。芒果族所從事的工作，應該是可以發揮敏銳的鑑賞力，或與人群互動，流行以及娛樂等相關行業也都相當適合。

◆感情與家庭

喜食芒果的男女通常都很注重健康飲食，他們會定期健身或運動來保養身體，所以都是身強體壯。他們會帶著伴侶一起運動或參加活動。因為保養得宜，極少有重病纏身。這些人既長壽又健康。在家庭方面，小孩雖然不多，但會有溫暖而密切的關係。喜愛芒果的人也愛社交，已婚的女性仍會活躍在社交場合。男女都是性林高手，也是熱情的愛侶。

◇李子家族——務實的夢想家

◆工作與運勢

愛吃李子的人無憂無慮又好相處，屬於謹慎的學院派，說話輕聲細語、態度彬彬有禮而且體貼入微。在工作上，他們看似沒有全力以赴，其實他們都有在掌控，做起事來有條不紊。當他們在進行一項計劃並且完成時，你會發現整件事都經過深思熟慮，毫無誤差。就另一方面來說，愛吃李子的人是夢想家，這也算得上是一種平衡。他們有時沉醉在精彩小說當中，有時幻想著到遙遠的國度，過著異國情調的生活，不過終究還是會回歸現實。他們的運勢會愈來愈好，因為這一切都在他們的計劃裡。

◆感情與家庭

李子男女談戀愛時，都屬於較保守謹慎的一方，這是因為他們對另一方太過體貼使然。只要找到平衡點，李子男女相當羅曼蒂克，對伴侶也很敏感。婚後會創造出溫馨穩定又可愛的家，對另一半全心奉獻。雙方都享有良好的性生活，生活也照著自己設定的方向前進。

愛吃李子的人長壽又健康，就算生病大都能很快的復元。他們的座右銘是：Don't worry be happy，來顆李子吧！

◇枇杷家族——理想主義者

◆工作與運勢

枇杷愛好者是心思敏捷的溝通高手，但會流於理想主義。雖然有良好的溝通技巧，他們不喜歡與群眾打交道，反而較喜歡個別溝通或一小群人談話。在事業上，枇杷人有良好的判斷力，倘若身邊有其他的良質美材，會比自己單打獨鬥更上層樓。枇杷人一生的運勢與財富平平。

◆感情與家庭

因為對生活、對戀愛與結婚伴侶的要求很高，枇杷人有時會怨歎真愛難尋。他們必須再實際一點。如果找到了好對象，應可享有快樂的家庭生活。喜歡吃枇杷的女性是好妻子、好媽媽，但她們喜歡外出社交，而不喜歡枯坐家中。他們的性生活良好，不過到中年時，女性會變得性趣缺缺，並且心情會搖擺不定，不定時地情緒低落。所以要避免因為這些因素導致的爭吵。若能保持標準體重而不過胖，男女皆可免重病所苦，並活得長壽而健康。

◇棗子家族——救人一命的美食

◆工作與運勢

棗子的典故可以追溯至遠古時代，聖經裡和中國絲路的故事中也常提及。許多炎熱而乾燥的沙漠區中，幾乎無法種植食物，這種甜美的水果就成了營養豐富的救命仙丹。棗子在中東和在中國一樣，深獲大眾喜愛。愛吃棗子的人通常無法與人合夥，因為他們不喜歡別人的建議或指揮。他們喜歡走自己的路，按照自己的方式，棗族會自己開店或做些自己摸得很清楚的小本生意。通常都是家族事業。

棗族可以被歸類為獨立型，他們交友不多，若想有更好的運勢，得靠他人不時給予幫助，才能獲致成功與財富。

◆感情與家庭

棗族男女都不是深情款款的人，也非最佳結婚對象。婚後若是人過中年，就會性趣衰退，不過棗男對性還是會高談闊論。如果雙方都要管家務事，將會小吵不斷，但還是能給小孩良好的家庭生活與環境，也會鼓勵小孩好好唸書以出人頭地，不過小孩也常常會因此被捲入家務事。

他們比一般人長壽，男性容易罹患眼睛與心臟的疾病，女性常得忍受肌肉酸痛與關節炎之苦。

◇甘蔗家族——甘蔗人常陷於苦境

◆工作與運勢

甘蔗男女可歸類為社交人，身邊通常會聚集人群，等著當他們的聽眾。往往因為說話不經思考，心裡想到什麼就說，也就「禍從口出」，他們的嘴巴動得比腦筋快，甚至兩者一點關聯也沒有。結果就是說出蠢話得罪人。

他們不喜歡讀書，但求及格就好。在事業上，工作也是換來換去，總覺得既不充實也不滿意，所以也難有大成就。他們無法貫徹始終，日子過得如潮汐般起起伏伏，運勢不佳。

◆感情與家庭

男性戀愛時或在婚姻裡，對待伴侶還算親切，但常會吹毛求疵，對女方指令頻頻。甘蔗男，性事勇猛，老婆可能因此而不計較他們雞蛋裡挑骨頭的毛病。甘蔗女看來比實際年齡大，婚後會支持丈夫，當家庭主婦也比當職業婦女來得有吸引力。她們的性趣不高，常幻想和別的男人在一起，不過從來也沒實現過，只能算是做做愛情白日夢，喜歡愛情小說和肥皂劇。

除了偶爾有胃痛的毛病外，男性活得長壽又健康。女性可能有長期的慢性病，但她們耐力超強，同時也能長壽。

◎海鮮

吃魚的訣竅：

有些魚含有很多油脂，不過好壞視種類而異。健康的烹飪方式也可以是用蔬菜油或橄欖油煎烤。將魚加熱也可以去除許多油脂。可惜有些人用了殘餘的高湯當湯底，反而會讓你把原來想去除的油脂全都留了下來。

有個辦法倒不妨一試：在吃魚的同時也吃新鮮的綠色蔬菜和水果。不管是烹煮時或上桌後，加上這些蔬菜與柑橘類的水果如檸檬、橘子汁，可以中和並減少魚的脂肪，同時吃起來另有一番風味。餐盤擺飾用的西洋香菜(帕西里)、牛蒡或食用菊花也適於混在一起食用。

◇鯷魚家族——別驕傲過頭了

◆工作與運勢

鯷魚不一定是最受歡迎的魚，但這種醃魚卻是許多人吃披薩時，加再多也嫌不夠的配料。另外，有人喜歡鯷魚醬的滋味，用它搭配菜餚。

愛吃鯷魚的人情感濃烈又熱心，坦率的天性受人喜愛。鯷魚族心思敏銳，事業有成，與人相處率真直接。一生中會遭遇許多磨練，中年以前運勢不佳，之後就前程似錦，所以不可喪志；俗話說：福禍相倚，就像繩索中會纏捲著穗帶。如果後繼有人，鯷魚人將會特別成功。

◆感情與家庭

鯷魚人戀愛時會以自我為中心，常常高估自己的能力。他們外表看起來像癟三，因而有時與愛情失之交臂。鯷魚男女婚後家庭生活不穩定，常與配偶發生口角。萬萬不可年紀輕輕就結婚，因為鯷魚族並非真的想在一段關係中定下來。

◇鯰魚家族——難開話匣子

鯰魚在日本並不風行，在南美卻是一道最被喜愛的佳餚，在那裡，鯰魚被廣泛地運用在各色食譜中。如果你問當地的人周末打算做什麼，他們通常會回答：「我要和朋友去釣鯰魚！」

◆工作與運勢

鯰魚族心思大膽、值得信任；他們稱得上聰明，而且喜歡幫助人。就另一方面來說，鯰魚族有時會被認為太沉默寡言，還帶有幾分冷淡。然而，一旦脫去冷漠的外衣，你將發現，他們有溫暖熱誠的心，是坦誠的人，會誠實努力地工作，直到累積相當的財富並位居要職。鯰魚族有股深藏的力量可獨立完成工作方案——這種需要個人自動自發完成的事，就是要靠鯰魚族。選擇可發展他們獨特技巧的工作，鯰魚族就能步步高昇，在中年後享有良好的財運。但是，鯰魚族臨老，卻不太討喜，因為會變得碎碎唸。

◆感情與家庭

鯰魚男子會慢慢地讓伴侶了解他的個性，這種推銷自己的方法可能太老套了，有時會被視為狡猾奸詐。在別人眼中，鯰魚女子太冷淡、工於算計，不是很羅曼蒂克。鯰魚族大多擁有平凡正常的家庭生活。

食用鯰魚適量即可；避免攝取過量的脂肪，多食新鮮蔬果，以平衡油炸食物造成的負面作用。如果能遵守這些簡易的規則，鯰魚族可享有良好的健康。

◇魚子醬家族——古怪而固執

◆工作與運勢

魚卵製成的魚子醬，就是大家所知道的「金黃鑽石」，在日本頗受歡迎。和俄國魚子醬一樣，這種魚子醬在市場上可賣出相當高的價錢。愛吃魚子醬的人是出了名的頑固和自我，不過，你也可以把他們看成打從骨子裡就是死硬派。他們會走自己的路，若按步就班的持續一項工作，將會非常成功。有許多朋友，卻不擅長維持友誼。他們是良好的工作者，中年後就盛況不再，除非那時已幹到資深的職位。

◆感情與家庭

酷愛魚子醬的男性，愛人一個接一個，他們似乎無法維持長久的關係。魚子醬女子則對閨房之事不感興趣，而導致與丈夫產生問題。魚子醬女比配偶獨立，而且往往成為名人。魚子醬迷們的感情與家庭常是狂暴不安的。

如果能少喝酒，避免油膩食品與肥胖，這些人可望長壽。

◇蛤蜊家族——天塌下來，沒事

◆工作與運勢

除了蝦子和龍蝦外，蛤蜊可算是殼類海鮮之王，用蒸的、煮的都不錯。蛤蜊埋藏在沿海淺灘的泥巴中，遍佈各地，人們喜歡捲起褲管、提著水桶，在沿海地區搜尋蛤蜊。

蛤蜊家族樂於助人，雖不是常常那麼樂觀。他們是努力的工作者，有時好像按兵不動——也許是在伺機而動，一旦開始行動，就會顯現迅捷而活潑的特質。如果選擇了一份可穩定下來的工作，而且在一段時間後便可晉升的話，比如像是大公司裡的受薪職員，或是從事專門技術人員，他們的財富假以時日便會漸入佳境。

◆感情與家庭

好吃蛤蜊的男人談起戀愛很投入，若無法找到愛人，也很能安於現狀。女人則會苦心經營戀情，但骨子裡並不像外表看來那樣有趣。婚後的蛤蜊一族似乎是樂在完美的居家生活中，如果再深入觀察，你會發現這些傢伙常常對配偶抱怨，卻無視於自己的過錯。對於伴侶他們很快就會厭倦，因此，家庭生活中原有的和樂就會離他們而去。這時，唯有以其優越的性愛能力來補救。

愛吃蛤蜊的人既健康又長壽。

◇鱈魚家族——多愁善感又愛哭

◆工作與運勢

北美的東北部盛產鱈魚，鱈魚漁業歷史相當悠久，這種魚甚至是美國麻州的象徵物。

愛吃鱈魚的人既有才幹又富進取心，他們有許多朋友，鱈魚族是多愁善感的愛哭鬼，是心地善良的老好人；事實上，鱈魚族既是「紳士」也是「淑女」，寧靜平和又好相處，而且一點兒也不害羞。如果你請求幫忙，他們會全心全力的幫助你。

鱈魚族工作認真，什麼事都喜歡自己來。然而好惡十分強烈，若從事喜歡的工作，將會功成名就，做得興味盎然，反之，若被強迫聽命於人，就會成為平庸之輩。

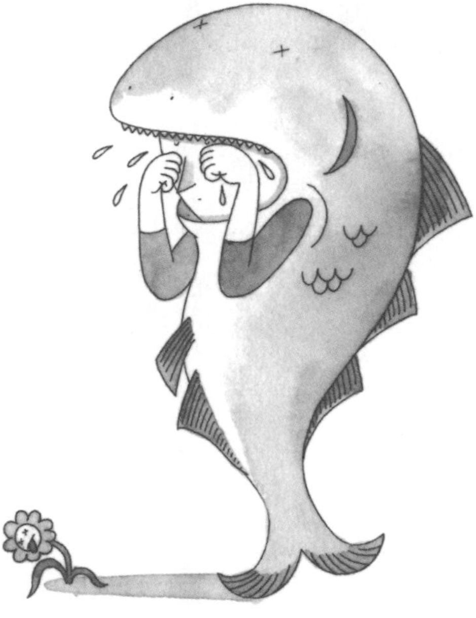

◆感情與家庭

鱈魚男非常善感且好色，他們得抑制自己才行。這型男人會假裝對老婆很深情，背地裡卻有秘密愛人。唉！大眾情人就是這副德性。

鱈魚女剛開始會瘋狂的陷入戀情，之後就漸漸地冷卻。步入中年後，性能力漸漸減弱，她們就沒那麼瘋狂了；這種情形也常發生在婚姻觸礁時。鱈魚男女的勇猛性事過了中年就走下坡。

鱈魚愛好者要好好的注意自己的健康，否則可能會英年早逝。

◇鯡魚家族——其實言過其實

◆工作與運勢

「當你在青葉山上看到第一隻布穀鳥時，就可以知道鯡魚上市了」這句日本俗諺道出了鯡魚的季節性。鯡魚在北歐與加拿大的文化中，也扮演著相當重要的角色。

鯡魚族易怒且善感，喜歡言過其實。他們結交許多朋友，有強烈的好惡，會背地裡瞧不起朋友。不屬幸運之輩，反而運氣比一般人更差，他們會犯錯，然後咒罵自己的惡運。喜食鯡魚者在工作上會自動自發，雖說有時脾氣不太好，還蠻會做生意的。

◆感情與家庭

鯡魚族是理想主義者，容易大悲大喜，時而樂觀，時而悲觀。鯡魚男女有時會玩弄配偶的感情，做丈夫的表面上對妻子深情款款，但卻是一種掩飾。如果配偶不會太長舌的話，家庭生活會很不錯，但是，只要夫妻開始彼此抱怨，就得小心囉！鯡魚男女都不是性事能手。喜愛醃製鯡魚的人要特別注意，別攝取過多的鹽分，那對健康有害。

◇蝦家族——既高貴又優雅

◆工作與運勢

憑著彎彎背上的厚殼，還有長長的蝦鬍，龍蝦是大海中的祖父輩。就因為它們在古早時代就存在於日本，以龍蝦做為長壽的象徵，真是名副其實。

蝦家族有高貴的外貌，而且舉止優雅。朋友眾多，大部分都是異性。他們受人信任，有良好的鑑別能力，不為瑣碎小事而費心。雖然年紀輕輕就會遭遇磨難，這些人將會破浪而行，終至成功。晚年財富無匱乏之虞。對他們而言，不斷地求進步是重要的，也許緩慢但他們會確實地去做。

要注意別太自我中心，若能小心謹慎，即使一時不如意仍不掩其光芒，隨著歲月的增長，財富也將更為可觀。

◆感情與家庭

蝦族男人會全心且忠誠的對待所愛。蝦族女人集聰明、才幹與美貌於一身，讓尋常男子倍感壓力，因此有晚婚的傾向。她們的配偶通常是有錢的優秀男子。蝦族男女有安寧的家庭生活，也是性事強手，終身健康情形良好。

◇鯖魚家族——太愛自己，難以功成名就

◆工作與運勢

鯖魚身上的光燦在海中世界無與倫比。有本日本古書描述著：「鯖魚肉質甜美，帶點酸；不易保鮮；廣受各階層民眾喜愛」。從春季到秋季，都可以在市場裡買到鯖魚，秋季是盛產期，秋季鯖魚比夏末鯖魚肥美。

愛吃鯖魚的人有些離經叛道、任性，因輕率鹵莽而不討人喜歡。他們是自戀的傢伙，若是身為權貴，自戀也就罷了，偏偏他們不是。鯖魚族的生活還可以，但不甘平淡，晚景較為坎坷。

◆感情與家庭

鯖魚男喜歡自吹自擂，明明未愛上對方，卻宣稱已墜入情網，這是鯖魚男子一貫的作風。自己有時還會搞不清什麼時候說的是實話，什麼時候又不是；其實他們是頗為習慣把「實話」拿來做最佳運用。

鯖魚女子好惡強烈，個性躁急，談戀愛不用理智，天生就是情緒化。什麼樣的女人會被認為腦袋空空，鯖魚女要檢討了。

鯖魚老公居家時總想表現得風趣好玩，但談話卻又有欠幽默，愛說些老掉牙的笑話。他們會沒由來的就發脾氣，然後挑起一場爭執。鯖魚女子的反應亦然，鯖魚人的家庭戰火頻繁——很容易就破碎。

這些人在中年以前性生活良好，之後性能力快速退化。女性不是特別能享受性事，她們總是不滿足。愛吃鯖魚的男女一定要奉行均衡飲食，否則可能會比一般人早逝。

◇蠔家族——金錢工作交好運

◆工作與運勢

廣島蠔遠近馳名，新鮮生蠔被飛機載往大阪、神戶、京都、東京等各大城市。喜歡吃鮮生蠔，將蠔肉燙軟會破壞風味，所以僅在一面略加煎過即可。只有用這個方法，才能保留高度的營養價值。吃時加點醋或檸檬汁於生蠔上是最好不過了。

欣賞蠔味的人富邏輯性，有很強的明辨與分析能力；行事有條有理，不會一開始就去做任何不懂的事。大家都喜歡這種個性，他們唯一的缺點就是有些兒驕傲。愛蠔家族相當好奇，很能為自己找到獨特的工作；無論自己開業或與他人共事，都會有成就。愛吃蠔的人親切，但未必完全可信任；有時似乎太過積極或太在意金錢。無論男女，都有很好的財運，適合當宗教領袖以及政治家。

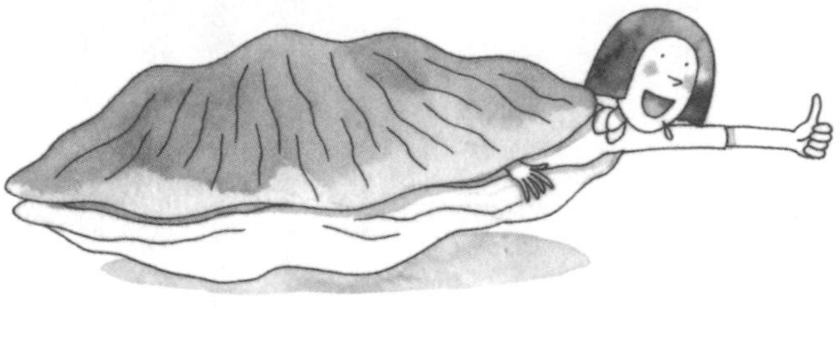

◆感情與家庭

愛蠔男是戀愛戰略高手：知道所有能讓女人愛上他們的伎倆。他們臉上總是一副「身負使命」的酷樣，令女人著迷。愛蠔女一開始就深信必須嫁給所愛的男人。為人婦的愛蠔女很善解人意，因此會有無憂無慮的家庭生活。婚後的蠔男蠔女堅貞且忠實，對待配偶可能會有點嘮叨。他們算是性林好手，但需花點時間才能達到高潮。

這些人身體健康，很少生病。若能正確而均衡的飲食，男女皆可長壽。

◇鮭魚家族——自負的男人，溫柔的女子

◆工作與運勢

母鮭魚為了產卵，力爭上游的堅毅令人深感敬佩。在日本與北美，鮭魚是很普遍的垂釣之魚。

很不幸地，鮭魚愛好者的智慧平平——他們的記憶力真是不好。因為脾氣暴躁，所以不太能吸引異性。鮭魚男子會因不想過於女性化而排斥溫柔的行為，他們缺乏那種必要的、能全心愛人的人類特質。

鮭魚愛好者工作極度認真，中年可積蓄大筆財富；此後，他們應當小心理財，以免經濟中落。倘若一開始就能實現夢想，就要持續努力，才不會走下坡。

人們會喜歡鮭魚女子，因為她們有好心腸；然而，她們的問題都隱藏在心中，內心少有真正的平靜。鮭魚女子喜歡幫助別人，但得小心自己別崩潰了。

◆感情與家庭

鮭魚男子是愛發脾氣的任性情人，愛現且自以為是社交好手，連女友都看得出來他們是在裝腔做勢。如果不收斂一點，小心慘敗。鮭魚男常會假裝自己瘋狂的墜入愛河。保守的鮭魚女子在爭論時，常把老媽搬出來：「媽媽都是這麼做的，所以我也這麼做。」感覺不太有主見。對鮭魚族而言，愛苗隨時都在萌芽，但要下工夫才能開出戀愛的花朵。

鮭魚族婚後的頭一、二年，會享有良好的夫妻關係與性生活，渡過了蜜月期就常與配偶不和；雖然會努力改變個性來配合，卻不見得有效；但他們不應輕言放棄，應該繼續努力。

愛吃鮭魚的人健康情形不錯，應該多吃新鮮的蔬菜水果以均衡飲食，還要注意別攝取過量的鹽分。

◇沙丁魚家族——表情呆滯，不夠猛

◆工作與運勢

從前日本的魚販會挨家挨戶的吆喝：「來買你的沙丁魚噢！」這種賣魚的方式相當成功，所以沙丁魚現在是大家都知道的大眾食品。

愛吃沙丁魚的人在學校表現平平，少有出色的成績；畢業後踏入社會的表現也不會超越別人；這些人比較適合坐辦公桌，不適合當企業人士。由於缺乏某種熱情，很難激起別人的興趣，極可能晚運不佳。

◆感情與家庭

沙丁迷對所愛的人太過冷靜理智，看起就是無法讓人信任，異性通常會認為他們有雙「沙丁魚眼」，又鈍又沉重(如果你靠得夠近，將會看到他們眼底隱藏的小火花)。沙丁族不易滿足，常會認為錯在情人不在己——對伴侶而言，這種想法實在令人難以接受。沙丁一族年紀輕輕就對配偶失去性趣，這可能會引起家庭問題。

酷食沙丁魚的人應吃水漬沙丁——飲食中過多的油分對健康有礙。

◇干貝家族——愈挫愈勇，有志竟成

◆工作與運勢

在日本，干貝是夏季烤肉時頗受歡迎的食物。有人蒸煮干貝時加入奶油與鹽，奶油與鹽攝取過量有害健康，所以最好儘量吃未經加工的食品。

甘貝族心地善良，有很好的理解力；他們會根據詳盡的計劃行事，容易獲致成功。如果將管理職務交給干貝愛好者，他們會勤奮而細心的完成工作。甘貝族有時會犯無心之過，卻不因此而沮喪，總是能馬上改正。

甘貝族因為安靜與輕鬆的天性而受人喜愛，雖非社交高手，仍能受人信任。他們待人寬容如待己，而且相當會賺錢。這些人適合擔任經理或公務員。

◆感情與家庭

雖然干貝男子的個性特別好，但一碰到談戀愛就行不通了；他們談戀愛時很自我中心，總是強迫女友事事聽話。干貝女子頗有性魅力，男人對她們特別用心——她們因此更有自信。婚後會是特別好的母親；因為知道自己的不足之處，讓她們更善體人意。雖然婚姻狀況剛開始不錯，但很快地就會倦於性事，然後便開始冷漠起來。大體說來，干貝迷享有良好卻短暫的性生活。

男女都長壽而健康。

◇燻魚家族——勝利在望

◆工作與運勢

燻魚，這裡說的燻魚是指經煙燻過的魚，它是喝酒的極佳佐料。有人不喜歡燻煙的氣味，有人嫌燻魚口感過重；但是，還是有很多人喜愛這道食物。要做出美味的燻魚，就得遵循古法。首先，將已用鹽醃過的魚，在橡木、長青樹、山毛櫸或類似樹木的柴火所燒出的煙上燻過，接著用鋸屑蓋上火燄，以防止火苗竄得太高，將魚連續燻幾天即成。在歐洲，燻魚的製造法早在十一世紀就有記載了。

酷愛燻魚的人，智力在一般水準，個性不急不躁，審慎小心。他們會因為謹慎行事而被認為缺乏勇氣，

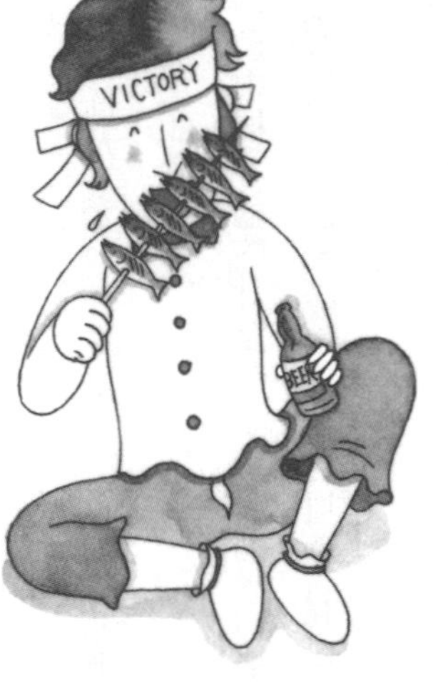

或沒有決斷力。雖然燻魚族知心知肚明。他們會有成功而穩定的一生，但並非一蹴即成；燻魚族相信自己會是最後的贏家，喜歡依步調行事。

燻魚族中年時會滯礙不前，年紀愈長，在工作以外的事務上會漸入佳境。通常能保持中年以前的成就，卻很少能再上層樓；燻魚族壽命普通。

◆感情與家庭

愛吃燻魚的男子雖非精於哲理之輩，卻是凡事細想的情人，只有在經過謹慎考量後才會採取行動。燻魚女多情善感，婚後過著幸福的家庭生活。然而，在經過多年的共處後，燻魚人對婚姻關係會突然感到厭倦，進而要求分手。

燻魚愛好者性生活美滿，中年後性能力有漸衰退之虞，在此之前，性趣勃勃且床上工夫甚佳。燻魚男女看似身強體狀，其實應密切注意健康，並且不要吃太多燻魚。

◇鰈魚家族——受人注目不是好事

◆工作與運勢

在海產店裡，鰈魚是最常供應以及被點的菜色。當你不想吃雞或肉，也不很確定菜單上其他的魚嚐起來是什麼味道時，來一道鰈魚吧。

鰈魚族相當獨特，他們不多話。事實上，他們看起來就是一副慢條斯理的樣子。雖不是到處交際的人，卻擁有深刻而長久的友誼。喜歡與大夥兒共事，不愛受人注目；若是選擇適合個性的工作，成就是跑不掉的；他們有可能因錢財而與人結仇。

鰈魚族應選擇適合他們理性，帶點保守的工作，而且一定會成功。他們按照合理而一致的方法行事，適於機械性的工作。如果能待在適合的環境中，雖然沉默寡言，還是可以勝任工作。

◆感情與家庭

害羞的鰈魚男通常會愛在心裡口難開；因為不會馬上就投入戀情，而是慢慢地讓對方了解他們，女人可能因此而失去耐心。

鰈魚女只要是愛上了，就會調整個性，讓自己跟對方更速配。這些人的家庭生活平凡規律，而他們的拙於表達愛意，會導致配偶產生誤解。

鰈魚男女長壽且性生活美滿。

◇鮪魚家族——大好大壞，大起大落

◆工作與運勢

鮪魚常被用來做沙拉以及三明治。雖然罐頭鮪魚能為佳餚增色不少，但應該還是儘量吃新鮮的鮪魚。要提醒你的是，罐頭鮪魚要買水漬的，可別買油漬鮪魚。

愛吃鮪魚的人耐力十足；做事不會一頭栽入，會先做周詳的勘查。鮪魚男女不但大方而且人緣好，他們好相處又懂社交手腕。喜好極端的鮪魚人眼光放得遠，適合做大事業，但不能有瑣事來煩心，會是優秀的董事長。要小心別陷入沉悶無趣的工作，那會把他們的才幹給埋沒了。鮪魚人若從事適合的工作，晚年會特別有錢，否則將一貧如洗。

◆感情與家庭

對於戀愛，鮪魚男只淺嚐而不深入，熾熱專一的戀情在他們眼中是在浪費時間；鮪魚男容易有婚外情。

鮪魚女婚前會瘋狂的談戀愛，無法保持理性；婚後則驟然改變，想要控制丈夫。愛吃鮪魚的人家庭生活相當穩定，如果在外事業成功，則能為家庭生活加分。鮪魚愛好者並不是性林高手。

◇鮑魚家族——好運跟著來

◆工作與運勢

有一句俗話說：「單戀就像附著在岩石上的鮑魚一般」〔因為鮑魚只有一面殼〕。喜愛這種貝類的人通常深謀遠慮，就像鮑魚在海底一直依附在石頭上一樣。他們總是未雨綢繆，隨時為老來做準備。他們不笨，卻不擅於做詳細的計畫，無法勝任領導者的角色。除此之外，他們是可以有一番成就的。如果背後有人支持，他們會有特別好的運氣。一生當中難免起起伏伏，但是終究會有好結局，所以也沒有必要草率行事。

鮑魚男擅於溝通及社交，鮑魚女則溫順、嫻靜，頗受歡迎。

◆感情與家庭

鮑魚男看起來似乎對愛情不以為意，但那不過是因為他們與周遭的人相處融洽使然。事實上，他們相當深謀遠慮，給人的印象是冷酷而且工於心計。但是他們從不愚弄自己，這使得他們長期處於優勢。鮑魚女的矜持有時會使她們喪失良機。鮑魚女冷靜的形象是自己最大的敵人，鮑魚女即使選擇不結婚，也可以調適得很好。鮑魚女的運氣比任何女人都好。

鮑魚男在家裡通常顯得冷漠，假如他們表現得太生活化，他們的太太將會懷疑這是否是個好訊號。然後她們可能會開始支使鮑魚男做東做西，而這往往會破壞家庭的和諧。鮑魚族擁有美滿的性生活，但是很快會消失殆盡。男人擁有肌肉型的健碩體格；女人則顯得豐滿強壯，而且長壽。男人應該注意腦溢血及癌症；女人則要小心低血壓及缺乏生殖力。這些男性可以成為優秀的政治家及業務員；女性適合從商遠勝於當家庭主婦。

◇螃蟹家族——達到顛峰

◆工作與運勢

這些男人和女人善交際、熱心、善於溝通，人們自然而然喜歡圍繞在他們身邊，所以他們擁有許多好友與點頭之交。你很少有機會看到螃蟹族單獨吃飯。他們通常與朋友或家人圍著大桌子吃飯。螃蟹族沒有多大耐心，不喜歡排隊等候或等待將有什麼事發生。他們擅於從事大的案子或工作，因為能看到事情的全貌並懂得如何安排所有細節。他們不屑介入瑣事。

螃蟹女能與其他女人工作融洽，她們相當適合工作。不論男女，螃蟹族都較適合當經營者或獨立創業。若能自己創業，他們的事業必能成長、茁壯進而成功，因為擁有好運，即使偶爾經歷低潮，最終也總能到達巔峰。

◆感情與家庭

螃蟹族很容易相信別人。通常他們照自己的意志行事，不論是在獲得機會或是婚姻上。即使自己放蕩不羈，還總認為只有自己是走在對的方向。螃蟹女不是家庭主婦型，亦不擅理家，因此最好找一個不會與她們競爭的男人結婚。他們的性生活維持在平均水準或之上。

螃蟹族的健康情形大致在一般水準，他們擁有一般壽命，並且通常不會經歷需要就醫的大毛病。

◇魷魚家族——會有負債艱辛期

◆工作與運勢

乾魷魚常被稱為「海裡的口香糖」，並且老少咸宜。愈嚼就愈有味。乾魷魚不易消化，卻是下酒好菜。

魷魚族從不停止說話。他們與眾不同，對某些人來說深具吸引力，卻也令某些人不快。魷魚族會因為只是看對方順眼，就借錢給他。他們無論為誰工作，都能獲致相當大的成功，但卻無法致富。

魷魚女容易發牢騷，少有衝勁及欲望，同時因為言語乏味，她們只能擁有表面的友誼。兩性皆擁有好運直到中年，但中年過後他們將受苦於運勢走下坡。

◆感情與家庭

魷魚男對於異性愛惡分明，並且吹毛求疵。這使他們難以安定下來。一般女人難以忍受他們的無定性，常會說：「這傢伙自以為很受歡迎，也許我應該去找別的男人。」

魷魚女有很多同性朋友，但與異性卻無法如願。她們羅曼史的失敗比例相當高。

魷魚先生婚後不擅於駕馭妻子，他們的妻子通常對老公的收入不是很滿意。並且常因此而破壞家庭和諧。這些人有的性能力普通，不太強，也不太弱。

外型上，魷魚族看來健壯，骨架大，卻幾乎對疾病毫無抵抗力。男性應注意白血病及一種在皮膚上或黏膜上會出現紫色斑點的疾病。女性則應留意胃及小腸的腫脹，以及荷爾蒙分泌的問題。

◇鰻魚家族——與眾不同

◆工作與運勢

假如你在餐廳裡看見某人只點鰻魚，你可以確信此人易怒、神經質，而且不滿意他的另一半。他們的資質普通，卻思想前衛，有勇氣抨擊問題或公司怪象。他們看來坦率而開放，但事實上卻易猜忌、好爭吵，而且他們通常好辯，從來不會失去自己的立場。他們時常鹵莽行事，且被人愚弄。

他們改變自己的性格去迎合他人，並有充沛的活力與生活的熱情，所以是活躍的。他們有時可以快速致富，但是成功往往只是曇花一現，為時短暫。

很多人因為一些短暫的成功而能使生命多彩多姿，並且屢敗屢戰，他們不擔心犯錯，無論大錯或小錯。晚年，他們將因未妥善經營而可能失去曾有的成就，招致失敗，得到悲傷。

◆感情與家庭

鰻魚男，自我中心，在愛情的領域中是棘手一方。喜按自己的步調、照自己的方式行事。婚後，會支配妻子。他們對於女人愛惡分明，但一旦喜歡上某人，他們的關係馬上會更進一步。他們的婚姻關係將在中年以後迅速惡化。對於性，鰻魚男有強大的興趣，但駕馭能力卻不持久。

女人剛開始會盲目服從伴侶，但很快會厭倦這種關係。鰻魚族常和另一半爭吵。鰻魚男有時愛他們的妻子，但卻從不會滿意她。鰻魚族並非以家庭為中心，一旦結婚，性魅力會驟減，所以不論鰻魚男或鰻魚女，通常過著神秘而穩私的生活。

雖然鰻魚族看來健壯，並且因昂首闊步，使他們看來強壯而開朗，事實則不然。他們通常有某種生理上的疾病，且容易得老人病。鰻魚族對細菌的抵抗力極弱，常受制於胃腸方面的毛病。女人容易感冒，且有很多女人方面的毛病。一般而言，鰻魚族的壽命較平均壽命短。

◇海蜇家族——統統給他吸進來

◆工作與運勢

愛海蜇的男人和女人都是非常聰明的。他們從小到大，都愛唸書，對知識十分渴望。他們反應靈敏，可以快速吸收大量資訊。海蜇族喜歡尋找複雜問題的解答，對研究有所助益，特別是技術導向的事務。他們組織力強，因此可以為任何事物規畫，甚至到很細的細節。此種心態導致無餘力再有自發性的行為。若經歷人生或事業上的低潮，海蜇族將很快克服並力爭上游。他們通常會成功，但無法到達頂端。

◆感情與家庭

海蜇男和海蜇女都顯得安靜而保守，有很多人會喜歡他們。雖說海蜇族不擅口頭溝通，卻會有一大群朋友與點頭之交。正因他們些許的保守，所以對於愛情也採取傳統的方式，不懂得燃燒熱情，以致性生活只是一般水準或較低。

如果結婚，海蜇族會是好先生和好太太，擁有穩定愉悅的家庭。也許剛開始會較封閉，但稍後海蜇族便會沉浸在嗜好及自己感興趣的世界中，並花費大量時間於其中。他們享有健康且較長的壽命，很少罹患大病。

◇鰡魚家族——娶妻愛工作

◆工作與運勢

鰡魚卵常被視為「金色鑽石」，它們的價格大都取決於心理因素。人們說他們愛它們是因為它們易碎的特質，但是不會有人喜歡一種事物會只是為了它的易碎。

喜歡鯔魚卵的人們有著頑固、脾氣古怪的名聲，但內心堅強，我行我素，而且假如有系統地追求一個工作，他們會非常成功。鯔魚卵家族擅交遊，有非常多的朋友，但卻不擅維持友誼。他們到中年都會是好的工作者，直到體力開始逐漸衰退。

◆感情與家庭

喜愛鯔魚卵的男人，戀人一個換一個，似乎無法長久保有一段友誼。鯔魚女，對新鮮事物不太感興趣。對性狂熱的無力感時常導致他們與另一半發生問題。中年以後，破產將拖垮他們的婚姻。他們將逐漸失去他們性駕馭的能力，六十歲時完全消失。妻子們通常較丈夫們獨立，有時甚至會相當出名。

這些人假如可以控制酒精消耗量及避免油膩的飲食，將可以長壽。太胖的女人會早死；而能維持體重的人可以長壽。

◇貝家族——精準的人種

◆工作與運勢

愛貝類的男女頗有品味，愛讀書，能快速吸收新知及做好研究。他們在開始任何計畫前通常會做好詳細的規畫，因此很少犯錯。即使犯錯，也會是極小的錯誤。別人信任並尊敬他們，公司的主管亦將以擁有這些員工為榮，因為分派給他們的工作都將被正確無誤地完成。男人擅於經營、支配，女人擅長辦公事務，但不適合做音樂家。

他們創造自己的好運，而且好運只會持續上升。

◆感情與家庭

愛貝男一旦墜入情網，通常會沉醉其中，並且決定迅速。然後會開始說服對方立刻決定步入地毯的另一端。愛貝女若選擇成為一個家庭主婦，她們將做得很好。男人及女人在最初都有極強的性能力，但不會持續很久，很快會消耗殆盡。就像短程飛彈。

愛貝族的婚姻似乎會經歷潛在問題的循環，譬如每三年、五年或七年，都將經歷一段時間的爭吵。假如能順利渡過這段時間，他們又將繼續婚姻，直到下次爭執再度發生。愛貝族的婚姻像火山般定期爆發。

愛貝男並非如你想像中的健壯一族，不過卻也很少受制於大病。愛貝族應該避免太鹹的飲食。女人不應吃太多肉。男人與女人都能長壽並享有健康的生活。

◇章魚家族——伸出手臂環抱你

◆工作與運勢

人們喜歡章魚愛好者，因為他們自負而友善。擅於探究心思，他們喜愛研究各種主題，並且是極佳的溝通者。

他們非常適合極專業的工作。倘若專心致力且能獲得機會，他們將會非常成功，工作生涯也將不斷提升。一般來說，章魚家族的運氣平平，不過一旦機會降臨，章魚族將緊緊抓住，有些人並因此而成功。

◆感情與家庭

章魚族的男男女女，一旦友情變愛情，都將會十分認真並承諾對方。在婚姻當中，他們營造美好的家庭氣氛，一同享受美好的家庭生活。他們擁有美好而熱情的性生活，卻只有一般水準的耐力，章魚族並非整夜的愛人。頻繁卻無法持久是他們的特色。更令人驚異的是，這些佳偶通常子女不多，有時甚至沒有子女。

一般而言，章魚族健康狀況良好而且長壽。但是不可以吃太多難以消化的食物。難以消化的食物將加重心臟及肝臟的負擔，進而導致高血壓。懂得節制此類食物的攝取量將是長壽與否的關鍵。

◇鱸魚家族——追逐夢，追逐太陽

◆工作與運勢

鱸魚男非常浪漫，總在追逐夢想。他們並不特別聰明，特別是關於瑣碎的數字計算方面。他們有寬廣的性格，甚至可以說有些粗暴。鱸魚男似乎無法安定。並不是因為他們拒絕努力，而只是因為他們設法擺脫工作。這也就是鱸魚男很難成功、富有的原因。

鱸魚女有很強的物慾，並且非常自我中心。她們總是尖叫「我！我！」

鱸魚女缺乏女性特質。因此如果正在從事自己所選擇的工作，會像馱馬般跋涉。鱸魚女並不十分在意伴侶的外表。在社交上鱸魚女很老練，但是總而言之，金錢與安全感才是她們真正看重的。鱸魚女會為了錢做任何事，她們應該要小心，因為即使年輕時可以致富，老來還是會失去全部，終至貧困。

◆感情與家庭

鱸魚男會一頭熱地認定某個女人是愛他的，並進而求婚，但有百分之五十的機會會被拒絕。鱸魚女會有一些嘗試，也會有好機會找到真命天子。鱸魚女即使結婚也可能不會有小孩。鱸魚男對妻子的愛情忽冷忽熱。他們可以衝動示愛，但卻非發自內心。這些夫妻時常步調不一致。男人和女人年輕時性能力極強，但卻必須面對步入中年甚至老年時性能力快速衰退的命運。

鱸魚族雖然看來健康，但大部分都並非如此，很多人有腸胃方面的疾病。男人容易罹患肌肉方面的疾病或小病痛。女人容易月事不順。他們平均活到五十歲或六十歲。

◇海參家族——人人愛他與眾不同

◆工作與運勢

海參族非常友善，通常擁有無憂、輕快的外表。他們並非真的精力充沛，偶爾總會異於尋常嘛！人們常認為海參族的「他或她可能是好人」。海參族喜愛奇奇怪怪的東西，卻又經常對涉入的事物半途而廢。通常大筆財富不會降臨到他們身上。海參族的運氣馬馬虎虎，但中年以後將逐漸改善。

◆感情與家庭

海參男並非瀟灑或有魅力的那一型，然而還是有女人會接近他們，演出一段不期而遇。海參男剛開始通常不會熱情回應，因為他們正設法瞭解她為何要接近自己，甚至會想確認女人是否藏了什麼居心。

不過一旦結婚，海參男會成為好先生，並且擁有美滿的家庭生活。

海參女一旦結婚，容易太過壓迫、批評她們的先生而導致家庭生活惡化。男人與女人擁有一般水準的性耐力，因此不該過度作愛，否則將耗盡體力。這也可以說明他們為何在其他事情上容易消耗殆盡。

男性與女性皆能常長壽，並且不會有太大的病痛。

◇鯊魚家族——聰穎且善於取悅人

喜歡吃鯊魚的人資質聰穎，懂得逗人開心，不但朋友多，而且有點多愁善感。他們心地善良，人緣極佳。要是你需要協助，他會義不容辭；工作時他們總是自己動手、勤奮努力。

◆工作與運勢

鯊魚女就像古典仕女般，性情平穩容易相處，容易和人打成一片，因此易為他人相信。她們好惡分明，只要是喜歡的工作，就會賣力而且充滿幹勁。如果她們出嫁從夫，表現平平，對自己的運氣相當滿意。

◆感情與家庭

鯊魚男非常情緒化且性慾極強。所以他們的愛不僅給了妻子，也給了藏在暗處的情人(風騷之人難免博愛)。女性墜入情網之初會愛得天昏地暗，但慢慢會冷卻下來。步入中年之後，男女間的情慾不再那麼強烈，肉體的慾求也像釋放了光芒的煙火，黯然失色，婚姻在此時也起了勃谿。男女雙方在中年以後性能力減退，不過男性在晚年能夠重振雄風，而女性則一蹶不振。

男性與女性都傾向於過敏體質、身體虛弱、神經系統失調、易得心臟病與癌症，有許多人不能壽盡天年而英年早逝。

◇白魚肉家族——親愛的，你去哪裡了?

◆工作與運勢

喜歡吃白魚肉的人容易與人義氣相投，溝通順暢。他們天生聰明、常識豐富，輕輕鬆鬆地就有話題可聊。他們不喜歡太嚴肅的事，特別是女性，可以和許多人聊不一樣的話題。

事業平平，多勞碌而且不易飛黃騰達。運勢與財富也是平平甚至較差。

◆感情與家庭

喜歡吃白魚肉的男女，在感情的世界裡沒有什麼安全感，總擔心有人會對自己的伴侶獻殷勤，把人從自己身邊偷走。男性喜歡出外社交，女性喜歡待在家裡，往往也因此有所摩擦。但在沒有社交活動的時候，他們會把另一半留在身邊，仔細地觀察對方的動靜。

白魚男性生活中，相當熱情且精力旺盛；女性多有精力，但熱情稍顯不足。不過雙方旗鼓相當，往往一觸即發。

健康算不上理想，常有胃腸方面的疾病或是肌肉疼痛，而且多半也不長壽。

◎五穀雜糧

◇麵包家族——知識、愛情與金錢隨侍在側

◆工作與運勢

麵包的歷史講的就是麵粉的歷史。「麵包」這個字在舊約聖經中出現過好幾次，可見早在耶穌誕生前就有麵包了。最早的麵包或許只是揉搓過的麵糰，不過在舊約裡，顯示製作麵包的過程中已加入酵母。

在亞洲，很早就發現到發酵的過程。如果將小麥與水混合，放上一天就會發酵。我們只要嚐嚐剛揉好的麵糰與放上了一天的麵糰，就可以比較出味道的不同。

喜歡吃麵包的人聰明，而且是勤勉的學生，和別人也能相處愉快。他們有熱誠，跟他們愈親近，友誼就會愈鞏固。然而，他們也不見得樣樣事情都開誠佈公。他們工作上不易出錯，也很少手頭拮据。這些人事業順遂，財運不差。

◆感情與家庭

喜食麵包的人看待感情認真，總努力地想瞭解自己的伴侶，也為人所敬愛。女性先是無可救藥地陷入熱戀，不過很快地就熱情冷卻。這樣的男女結合後，剛開始時會享有平靜的家庭生活，但甜蜜的日子不會延續得太久。婚姻的路上會有一些動盪。男女雙方在年輕的時，皆能享受魚水之歡，但可能中年起就日漸力不從心。麵包族還得小心飲食過量，特別是肉；另外還得多食用新鮮的蔬果以維持飲食的均衡。

◇腰果家族——情堅不渝，幸福美滿

◆工作與運勢

腰果不論單吃或與其他堅果混合都為人喜愛。喜歡吃腰果的人得小心不要吃得太鹹或過量。無論你有多愛吃，都要吃得適可而止。

吃腰果愈吃愈停不了的人，且不管長相如何，個性是鍥而不捨的。他們思緒縝密深沉，無論有任何狀況，永遠會記掛要贏得錦標。由於意念堅定，會為他們帶來富裕的生活。

財運增加了，也代表他們得付出更多的努力。這些人不會一夜致富，而是堅守崗位，永遠記得對自己忠實。即使在努力的過程中遇到挫折，腰果族的毅力能讓他們的運勢轉好。通常這些人如果有自己的事業，多半也會成功。

◆感情與家庭

腰果男慎選情人，總要花上長長的時間才能決定要選誰當女友或老婆。腰果女則容易相信別人，常被男人佔便宜。不過腰果女要是看準了某人想嫁給他，是不會輕易地讓這個人給溜掉的。這些人活力充沛，享受雲雨之樂令人誤以為他們精力強過一般人。由於生性堅貞、性能力極強，所以會是很棒的配偶，家庭生活也多幸福美滿。

◇通心粉家族——少點白日夢，多點成功

◆工作與運勢

在日本、北美等地，通心粉是一道常上桌的家常菜，老少咸宜。我並不鼓勵吃速食的通心粉，比較贊成大家吃一些得花時間準備、含有豐富蔬菜的營養佳餚。喜歡吃通心粉的人常會一頭栽進工作裡，專注得讓人誤解。如果求職入對行，前途可就無可限量。通心粉族年紀愈長運氣愈好。不過，可得小心別做太多白日夢。他們有滿腦子的點子，不過最好別被自己的幻想沖昏頭，否則幸運會揮耗殆盡，運勢大弱。

◆感情與家庭

通心粉家族熱情洋溢，得小心盲目的愛。戀愛時容易昏頭，結果愛得一敗塗地。不過要是結婚的話，婚姻多半平靜，難免仍有暗潮。通心粉女性多善於持家、全心奉獻。通心粉家族的壽命多在一般平均歲數。

◇燕麥片家族——愛你在心口難開

◆工作與運勢

燕麥是麥類的一種，可以混合成餐或單食。對常睡過頭的人而言，早餐吃加牛奶的燕麥是不錯的選擇。在栗山的健康概念裡，先做一點運動再吃早餐會比較好。總之早餐是省不得的，一頓好早餐是一天能源補給的好開始。

喜歡燕麥餐的人雖僅有常人的才智，但表現優異。並不是他們適應社會的能力特佳，而是大家容易被他們友善的人格特質吸引，所以他們為人所信賴。但總有人不喜歡他們的性格，多多少少會遇上一、兩個激烈敵視的人。燕麥族人只要肯下點工夫，生活、事業就會一帆風順。他們運勢強烈，不過他們仍得學習與敵人共事，以免處處掣肘。

◆感情與家庭

燕麥男用情專一，對感情有責任心，面對感情時顯得羞赧。燕麥女則會對伴侶所說的話過度詮釋，而顯得多疑，甚至造成感情破裂。不論男女，燕麥族都是好配偶。只是燕麥女想得比較多，老是以為伴侶未曾對她們的付出做相對的回應。燕麥族終其一生對閨房之事平淡視之。飲食上若注意搭配新鮮水果，不攝取過量的糖，燕麥族可以過得健康又強壯。

◇花生家族——男女表現平平

◆工作與運勢

花生在十九世紀中期由美國進口到日本，很快地就大受歡迎。不過日本人只偏好花生米，並不太吃花生醬。跟吃其他堅果類一樣，喜愛花生的人應該避免攝取過多的鹽分，以免影響健康。

花生男或女在人群中表現都不凸出。他們不會太拘泥於細節，總是大概就好。安於朝九晚五的工作，生活中少有大問題。花生女思緒靈敏，性情開朗好與人相處。事業上要想自起爐灶，最好與少數志同道合的人一起。

◆感情與家庭

花生男對伴侶盲目崇拜；花生女則冷靜，很少讓自己變成撲火飛蛾。花生男女都會是好伴侶，花生女對性生活的態度是，除非配偶或自己達到高潮，否則不容易滿足。花生女較花生男外向，並且不是逆來順受，因此很能享受她們獨立的生活，有些女子會選擇單身追求自我的事業。

喜歡花生的男女身體都很健壯。即使不見得飲食上全都合格，卻能享有少有病痛的生活。這些人只要小心肥胖與鹽分過量的問題，多半都很長壽。

◇胡桃家族——容易事業有成

◆工作與運勢

日本有很多人食用胡桃，在北美則多做成可口的派，特別是在美國南部，胡桃樹隨處可見。但是喜歡吃胡桃的人得小心鹽分過量的問題，也要注意不能因為喜歡吃胡桃派而越吃越順口，小心糖份過多會讓人過胖，也容易失去鬥志與自信。

喜歡吃胡桃的人不適合坐辦公室，適合當業務。他們認識三教九流的人，但知己不多。胡桃族擅長獨立作業，專心於自己的工作。生活過得不錯，得小心有人會替他們散財，所以得謹慎地找一個可以幫忙守財的人，如此將會更加成功。

◆感情與家庭

由於胡桃男太專注於配偶心意，往往弄巧成拙猜錯對方心意，情路反而走的跌跌撞撞。女性為了找尋真命天子而百般挑剔，尋尋覓覓之後還是諸多不順。

胡桃男因為瞧不起老婆，以致婚姻之路走得崎嶇。但胡桃女即使對老公不滿意，也不會讓婚姻動搖，多能默默努力加以改善。男女雙方性能力活躍，不過進入中年後容易力不從心。

這些人只要多注意鹽分與糖分的攝取，多能長壽。

◇米飯家族——早熟，值得信賴

◆工作與運勢

米食是亞洲人的主食，米的品種也很多。在日本，米粒短小，日本人喜愛黏性較強的米；在美國，米粒較長的品種較暢銷。米類營養豐富而且可口，不論是那一國的餐點上，米食絕對稱得上是健康食品。

喜歡米食的人聰明可人，個性成熟。不會為別人犯的錯誤或不成熟的行徑激怒。他們事業有成，尤其在與人合作的事業上多有斬獲。他們的運勢會隨年紀增長而有增強趨勢。

◆感情與家庭

米食家族對精神戀愛有強烈渴望，婚姻生活中，嗜米男慾望強，並且能牽動配偶的情慾。而嗜米女上了床則如狼似虎。嗜米男的精力並不是十分充沛，無法滿足妻子。嗜米女總

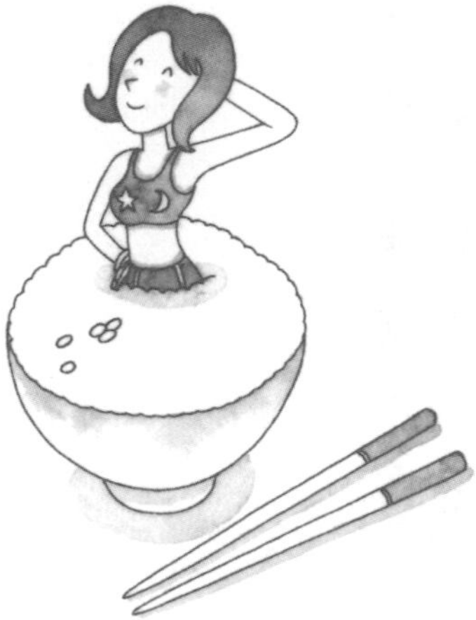

管一家大小，包括配偶在內，而孩子與家庭正是她們的生活重心。米食家族不論男女都該培養覺察配偶情緒的敏感度，而這也是他們最欠缺的。

◇芝麻家族——芝麻大門處處開

◆工作與運勢

日本有許多人深信多吃芝麻可以延年益壽。芝麻被用來做湯的佐料或醬料，油炸食物時，也被視為最佳油品。一千零一夜裡的「芝麻，開門」讓這小小的種子一直流傳下來，「芝麻，開門」彷彿靈驗了，多吃芝麻，果然幸運之門大開。芝麻族通常運勢不錯，他們的腦袋適合用在處理細節的工作上，他們也都能努力地把計畫執行到最後。如果找到一個工作能夠賦予他們小小的職權，讓他們靜心地花時間在上面他們也願意，並且通常會成功。

◆感情與家庭

喜愛吃芝麻的人既靜心也耐心等待屬於他們的緣分，一旦讓他們找到，就會熱力四射。即便家庭生活有些不順心，他們也很少表現出對配偶不滿。芝麻女個性保守，愛意藏心底；結婚後她們願意為老公全心付出。由於個性保守，她們樂於扮演家庭主婦與母親的角色。

芝麻族如果生病，通常康復得很快。不過他們得好好控制自己的情慾，有時候事出突然，會一發不可收拾。這些人活得長壽而且快樂。

◇義大利麵家族——優秀的實業家

◆工作與運勢

曾經有過一股「義大利麵西部」的風潮，也就是以義大利特產席捲美國西部。這類的電影在日本也非常受歡迎。今天，義大利麵擄獲了年輕人的心。義大利餐廳讓年輕人享受高貴不貴的約會。義大利麵可以酌加各種健康的蔬菜與海鮮，不過可得小心營養過剩的調味汁。

愛吃義大利麵的人，膽子大又容易興奮，他們受歡迎的秘密在於樂於助人。義大利麵家族膽大心細，適合自己創業。因為運勢穩定，所以即使上了年紀後，金錢仍不虞匱乏。整體看來，一生中很少為錢的問題傷腦筋。喜歡吃義大利麵的女子，工作勤快而且稱職。

◆感情與家庭

義大利麵家族的男性有福了，女人通常會喜歡他們，而且會採取主動。義大利麵家族的女子性趣高昂，還帶點風騷，未出閣前，不乏追求者；婚後風水輪轉，她們只有喝乾醋的份。喜歡吃義大利麵的人組成的家庭有許多起伏，但雙方都會努力維繫彼此的關係，一起渡過風雨。

愛吃義大利麵的人自認為是性林高手，不過功夫有沒有，不是幾招花拳繡腿就看得出來。

◇葵瓜子家族——像陽光一般燦爛

◆工作與運勢

葵瓜子是便利商店貨架上頗受歡迎的零嘴，採自燦爛金黃的向日葵。向日葵總是面對著太陽，看起來像樂觀主義者。愛吃葵瓜子的人小心別吃下太多的鹽，免得傷身。

葵瓜子家族，通常會受到個性閒散的人歡迎。他們很關心別人是否受惠，所以人緣不差。不過他們也有貪心的時候，葵瓜子族總在期待別人感激他們的善行，適時提醒自己不要太過驕傲或過度自戀是必要的。

葵瓜子家族的能力還可以，適合做瑣碎的工作。他們很能守勢，所以可累積財富。當他們不斷會面對各種挑戰時，樂觀的個性總會為他們帶來好運氣，終其一生都會受到幸運之神的眷顧。

◆感情與家庭

喜歡嗑葵瓜子的男性，在愛情上似乎過度自信，而導致單相思的考驗與孤獨。他們不會輕言放棄，直到真找到一個能回應的人為止。

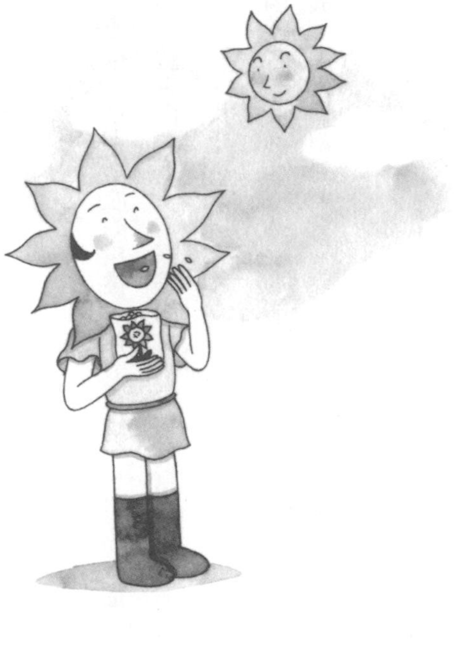

葵瓜子女在感情上極其感性，對伴侶的選擇也十分挑剔，她們喜歡到處招蜂引蝶。如果結了婚，善妒的葵瓜子女會表現得很強烈，嚴重的甚至可能離婚。學學讓自己更沉穩、更好相處，是必要的，這樣好過重新再找一個。

◇核桃家族——建構一個快樂、富足的家

◆工作與運勢

在古代的日本，核桃是武士的幸運符。日本土產的核桃，桃殼堅硬，呈黑色；進口核桃則容易敲開。在北美，核桃則是聖誕節與新年常露臉的食物，核桃富含維他命B6。

核桃族多半是聰明的好學生，擁有很多的朋友，交遊廣闊，為人所敬重。只要朋友稍微督促一下，他們就會表現優異。即使偶爾運氣背一點，最後，總還是會有好運道。

◆感情與家庭

喜食核桃的人頗能識人，通常也會為自己找到好的伴侶。他們同樣愛吃核桃的妻

子，以其聰慧而造就了幸福、美滿的家庭。男女雙方終其一生都會是彼此的好情人。喜食核桃者身體強健，少有什麼大病。不過就像其他愛吃堅果的人一樣，請注意鹽分的攝取量。

◇中式麵條家族——工作勤奮又迅速

◆工作與運勢

中式麵條族，不論男女都是好員工，勤勉、動作迅速，在自己的本分裡不斷前進，但其他人卻不見得喜歡這種步調。麵條女較會做白日夢，有時有些不切實際，不過她們的確偶爾會有好點子。

麵條族的生活一直閒不下來，不是一夕致富的人，但運勢是漸入佳境式，不見得大富大貴，但還算不差。

◆感情與家庭

麵條男一旦邁入情關，就會認真看待，而且極具熱情。但婚後，一般人都還性致勃勃時，他們已經開始性趣缺缺。麵條女自尊心奇強，如果是她們不相信的人，絕不輕易說出自己的心事。要是她迷上了某人，在她的眼裡就只有潘安，所有的缺點都會被忽視，看到的都只有好的一面。但是結婚以後，缺點一一浮現，她們開始緊盯著不放。她們的朋友眾多，婚後扮演專職的家庭主婦也較身兼二職的職業婦女稱職。

這些人儘管不見得身強體壯，但持續的毅力教人歎為觀止。健康上男性得小心肝臟的疾病及膽結石；女性則得多注意低血壓。除此之外，男性多半可以活到七十多歲，女性則還可以更久一點。

◇炒飯家族——少了一點責任感

◆工作與運勢

愛吃炒飯的人對人和善，雖然可能只有半點心。他們的人格發展似乎未臻成熟，他們傾聽，也樂於協助他人，但卻健忘、無意中會忘了履行承諾。儘管少了一根筋，他們對人依舊熱情，所以很有人緣。女性個性強，工作上能輕易地獨當一面，但卻不是好家庭主婦。

◆感情與家庭

喜歡吃炒飯的男人喜歡玩，但不會處處留情。他們較喜歡群體活動，如：登山、從事其他運動，比較不擅於和女性一對一的性活動。表面上看來，他們運勢都不錯，但實際上過了中年後，生活中則多起伏。熬過了所有的惡運，這些男人終究能夠否極泰來。炒飯男會特別掛心子女們的健康，因為孩子的身體不會特別強壯。炒飯族的婚姻關係平平，不過男女雙方都應在工作上多求表現，工作可以讓他們贏得更多的掌聲。

◇煎餃家族——女人小心守寡

◆工作與運勢

煎餃是中國餐廳裡頗受歡迎的一道小菜，過去很少被列在菜單裡，也著實乏人問津。中國會成為食府天國是源自於周朝。滿洲人被派在廚房準備膳食，他們其實就是營養師，管的從口味到維護健康。當時從王公尊貴到市井小民都共同遵守一套準備膳食的準則。中國人常常檢驗食物對人所能產生的作用。中國的醫藥專家發展出一套食物調味的哲學：酸、甜、苦、辣、鹹。

再談到煎餃，喜歡的人談不上聰明，而且老是空想。他們容易強迫別人接受自己的方式，當然也就不會太受到別人的歡迎，但這也造就了他們事業興隆、自立自強。

他們在生意上人脈無數，多方設想讓他們最晚在中年時期也會發跡。但之後就開始走下坡。喜歡煎餃的女性缺乏魅力，有可能會小姑獨處，終其一生。

◆感情與家庭

喜歡煎餃的男性墜入愛河後，對親密關係的建立過於急躁，往往會嚇走女性。煎餃男總是情場失意，女性也是五十步與百步之差，令人不太能相信她們。一旦進入家庭，男性會揮起鐵腕；女性則與一般人無異，不過可能早年會與伴侶分離或成為寡婦。男性的床上功力在中年大減；女性在婚後則性趣缺缺。男女雙方腸胃都不好，活得也比一般壽命短。

◎肉類

◇牛肉家族——行事隱密而狡猾

◆工作與運勢

不識恐怖屠宰場的人看一盤牛肉像美麗的藝術品，滿布大理石般紋路。知道箇中殘酷的人，可能只想知道：吃了牛肉是否將會變成所吃的動物？日本人受到佛教教義的影響，是不喜歡屠殺與肉食的民族。

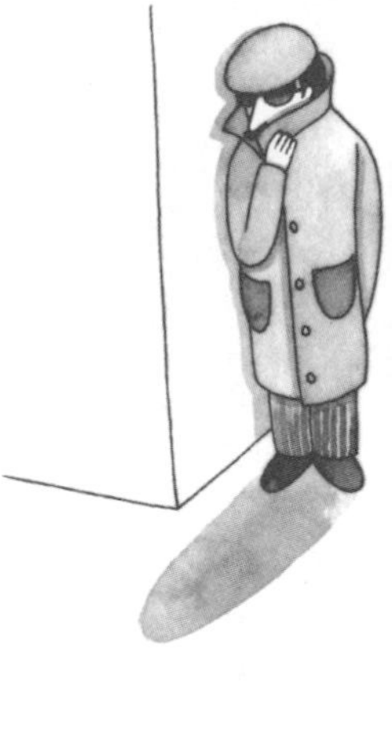

愛吃牛肉的人表面上看起來很大方，其實行事隱密而狡猾，喜歡假裝無知。雖然有追求企業投機之強烈慾望，卻不見得能夠如意，因為他們大都沒有能力去做充分的預備工作，以及持久的後續行動。他們對上司諂媚，幾乎都不受屬下歡迎。牛肉愛好者的運勢起起伏伏，少有長久的好運。

◆感情與家庭

牛先生一旦信任伴侶，就永不遠會離棄她，就算是結婚，婚後生厭，也不會改變。牛小姐就從不完全信任丈夫，他們通常會爭執，以分手收場。牛肉愛好者，不論男女，一到中年，性能力就不行了，除非他們在吃牛肉上有所節制。牛肉家族得注意許多可能的疾病，像高血壓、心臟病，以及癌症。特別提醒愛吃牛肉漢堡的人，要注意鹽分、油量的攝取，還有肥胖。

◇雞肉家族——可憐又自作自受

◆工作與運勢

現在的雞，曾經是神話中的鳥，在Cliff Cave天堂的門口高啼著「喔—喔—喔」，這是個古老的日本神話。現在我們把雞當成下蛋的機器，養在網籠裡，等著牠們的蛋從雞籠斜板滾進手裡。雞似乎成了地球上最可憐的生物。

愛吃雞肉的人，可能年少得志，但年紀漸長後，得相當努力才不致落於人後。年輕時頭腦清晰靈活，若沒有養成隨時學習的習慣，分析能力可能會退化。雞肉族大都神經質且易怒，除非能學著控制自己、全力投入手中的工作而不爭吵抱怨，否則無法實現自己的夢想。社交上，雞肉族喜歡高談闊論、嘰嘰呱呱，但這樣做是很難令人正眼相待的。雞肉族也是管閒事一族，八卦得很，連公司、鄰居發生了什麼事都打聽得一清二處，一得到消息就散佈出去。如果能改掉這些壞習慣，將能從平穩中更上層樓。

◆感情與家庭

雞肉男難有感性與專一的戀情，似乎總無法定下來，今天瘋狂的愛上，很可能明天就不愛了。男性婚後應避免在外頭找情人，否則就是不稱職的丈夫與父親。

雞肉女子少有認真的戀情，即使結了婚，第三者也常會來竊取芳心。雞肉男女，除非能致力忠誠與堅貞，否則愛情生活將會一片荒蕪。

雞肉族應避免過多的脂肪與油，也要留意鹽分的攝取，同時要多吃新鮮水果與蔬菜。記住，適當而均衡的飲食，可調和因食物而產生不利於身體的負面能量。

◇蛋家族——守舊的巧手人

◆工作與運勢

蛋可以用太多的方法來烹調，如果願意，你每一餐都可以看到。早餐時，它可以是水煮蛋、炒蛋、煎蛋、荷包蛋等等，所有你叫得出來的蛋。蛋類也被用來做三明治、煎蛋捲、沙拉，以及其他佳餚。

蛋家族通常不是走在時代前端的人，更正確的說是保守之人。他們人緣不錯，雖然從不曾得過最佳人緣獎。蛋家族喜歡自誇，缺乏毅力實現夢想，這意味著他們與登峰造極的成就無緣。蛋家族是謹慎的巧手人，較適合從事動手的工作，不適合勞心。他們的記憶力不是頂好，老是忘記鑰匙或皮夾放在哪裡。

蛋迷通常只有普通的財運，中年之際要更努力工作，否則好運將有用盡之時。下列工作是他們嶄露頭角的地方，建築工、轉包商、機械師，還有卡車駕駛。

◆感情與家庭

愛吃蛋的男人會是親密的愛人，也是很棒的性愛高手。可是結婚後，卻會將老婆關在家裡，不讓她們外出。愛吃蛋的女人在戀情上是保守的，她們要的是長久的關係而非一時的縱情。她們在婚姻裡會持續著這種保守觀念，對丈夫和家庭始終忠貞不渝。愛吃蛋的人，可說是舊式男女的翻版。

吃蛋家族應特別注意膽固醇指數，並注意不要攝取過量的鹽分。

◇羊肉家族——意志力薄弱

◆工作與運勢

牧羊是人類歷史上最古老的職業之一。聖經裡的許多先知們都擁有羊，而故事是這麼說的：「聖誕夜裡，天使出現在看顧羊群的牧羊人面前。」現在，我們想到羊，浮現在心頭的卻是蒙古與澳洲。

羊肉的擁護者有許多潛在的才能，如果能有適當的引導，就可以很快地發揮出來。羊肉族誠實的個性令人喜愛，但有一項缺點，他們通常都不為他人的期待而活；羊肉族面對勞心的工作很容易倦怠，也常在工作上半途而廢。

愛吃羊肉的人雖然有點害羞，卻能與人和樂相處，這使他們在職場中，受到上司與下屬的信任。他們社交人脈有限，卻有值得信任的朋友。一生中遭遇許多高低起伏，但最後都會成功；若能堅持到底，財富將會愈來愈多。

◆感情與家庭

羊肉男在愛情上喜歡來點特別的，女人通常會愛上他們。羊肉男開始戀愛就會變得相當認真，而且會太過於小心，讓你想要對他們大吼：「喂！拿出勇氣來呀！」他們緩慢、有條不紊的方式並不受伴侶歡迎。

羊肉女總是被人告誡理想過高，如果再挑剔，就會錯失良機。羊肉家族婚後很會體貼另一半，會在家中製造寧靜的氣氛。但是請留意了，不要把小小的怒意藏在心裡，要試著和伴侶溝通自己的感覺。

雖然一開始會害羞，羊肉愛好者還是能享有相當不錯的性生活。只要他們能以充足的鮮果與蔬菜來平衡飲食，一般都會有健康而正常的生活。

◇豬肉家族——誇張言辭要收斂

◆工作與運勢

如果你喜歡吃豬肉，請將肥肉的部分切剔除，同時要攝取比平常多兩倍的綠色蔬菜。這麼做或許能消除豬肉不利於健康之處。還有，像吃其他的肉、魚類一樣，用新鮮檸檬擠汁淋上，也是調和它可能帶來的副作用的好方法。

豬肉家族工作努力，卻沒有敏銳的才智。當工作落後時，他們會怪罪別人，卻不自知這可能是能力不足的關係。表面看來，喜愛豬肉美食的人是社交能手，但與他人相處時，豬肉家族有自我高估的傾向，人們就是無法相信豬肉家族真如自己所說的那樣好。他們是誇大者與夢想家，喜歡誇張渲染，並且以自己製造的假相與人共處。需要展現能力時，他們通常會發現自己的貧乏。在財運上，他們倒是不差，有時還交到偏財運。

愛吃豬肉的女人在面對男人時，姿態擺得相當高，態度堅定且難以動搖。她們對自己有信心，與人相處融洽；美中不足的是，雖然經常幫助別人，卻從未得到他人的完全信任。至於運勢的好壞，就看她們是否能安然渡過難關了。

◆感情與家庭

豬肉男自私且善妒。如果老婆不喜歡他們的作為，他們只會說：「妳可以忍耐呀」。豬肉女戀愛時熱情如火，但很快就會退燒。她們也有自私的傾向，對伴侶的需求不是很在意，所以幾乎不曾享有完美的戀情。婚後，豬肉家族容易變得挑剔且吹毛求疵，這可能會惹毛另一半，於是常常彼此對立與惡言相向，最後走上離婚之路。

「三十而立」的豬肉家族是情色男女，且深諳箇中之道；四十過後則後繼乏力。豬肉男女要留心肥胖、器官還有腸方面的問題，肉食的攝取應當有所節制，就是豬肉也不例外。只要食用肉類能適量，有充分的運動，豬肉家族可以保持相當好的健康狀況。

◇火雞家族——先盛後衰

日本人很少吃火雞肉。西方國家常火雞用來做三明治。火雞是感恩節的象徵，在聖誕節與新年常被食用。

◆工作與運勢

火雞族通常記憶力不佳，個性頑固，會強迫別人接受他的意見。性格大膽使他們既擁有許多敵人，也擁有許多朋友。愛吃火雞的人是很強悍的，他們會大聲宣示：「我是天下無敵！」相對地，因為缺乏遠見，可能導致他們在很重要的事情上失敗。如果不改頑固，年紀愈大運勢就愈差。火雞族應當要學習妥協，並且記住不是每個人都有堅強的意志力。

◆感情與家庭

愛吃火雞的男人戀愛時較自我，喜歡按步調行事。伴侶心裡在想什麼，他們是不在意的，火雞族誤以為這種行逕是為「男子氣概」。喜歡吃火雞肉的人有好色的傾向，會到處追女人。愛吃火雞的女人可能會輕信別人，同時也不會注意到戀愛時的心境與過程。火雞男女婚後很快會對配偶厭倦，他們說：「再也沒有比新配偶與新地毯更好的東西了。」要想擁有快樂的家庭生活，火雞老饕們應學著控制強烈的情慾，還有要更體貼別人。如果能做到的話，他們會是很好的父母親。

嗜吃火雞的人和其他的肉迷們一樣，要記得多吃新鮮水果與蔬菜，這就是智慧型的健康方法。火雞族要小心別飲食過量；謹記：要想擁有健康就不要讓肥胖上身。

◇鴨肉家族——呱呱呱，我愛吃鴨

◆工作與運勢

形容愛吃鴨肉的人只有一個字「平」，他們許多方面和一般人沒兩樣。鴨肉男不是創業的料，要是他們自己開公司，有時會面臨經營甚或是倒閉的危機。他們適合和別人一起工作，而且總是力求表現，所以他們適合在水銀燈下討生活。鴨肉女好嗑牙，說起話來振振有詞，卻很少有什麼真知灼見。她們在工作或人際關係上很容易就放棄。這些人隨著年紀的增長愈來愈不快樂，運氣也不是很好。

◆感情與家庭

喜歡吃鴨肉的人談起戀愛，情人一個換一個，不太經過思考，往往會有娶錯老婆嫁錯郎的遺憾。一旦覺察到自己對現況不喜歡，他們會變得想要掌握主導權。鴨肉男在性態度上有一點扭曲，喜歡另類的方式，如看春宮圖片。他們的性生活與一般人差不多，但鴨肉女卻可有可無。他們的壽命與一般平均差不多或者甚至更低，而且易患高低血壓的疾病。鴨子是脂肪豐富的禽類，食用者應多吃新鮮蔬果，以減少脂肪的攝取。

◇鵝肉家族——好事輪不到

◆工作與運勢

鵝肉族很頑固、主見很強，不會接受別人的意見。和別人見面的時候也是一眼就決定喜惡，不會給別人機會。他們剛愎自用，認為聽取別人的意見也只是浪費時間而已。他們對自己承諾的事也記不牢；過於頑固以致對事情不能深思熟慮、錯誤連連。往往他們的運勢也隨之起起伏伏，最後抑鬱以終。

◆感情與家庭

鵝肉男好女色但不專注，他們找的也不是對等的伴侶。女性大小事全都張羅，不喜歡聽命行事。如果尚未走上紅毯彼端，鵝肉女會一再地更換男友。男女雙方都不是佳侶良伴，性生活與婚姻也乏善可陳。四十大關一過，幾乎就每下愈況。

男女雙方看起來似乎都很健康，其實不然。男性得小心心臟與肝臟的疾病；女性得小心低血壓。通常這些人活得既不健康也不長久。

◇咕咾肉家族——嫁娶就憑一張臉

◆工作與運勢

愛吃咕咾肉的人是極佳的企劃，儘管他們不拘小節。他們時時精力充沛、大腹便便、大口喝酒。他們知道怎麼找邊緣的漏洞。過中年後，他們的運勢會更佳，但未必會好景常在，他們可能也會面對逆境；在社交方面咕咾肉一族特別有天份。女性外柔內剛，有許多受其他女人歡迎的男性朋友。爭風吃醋可能在所難免。女性若是不善理財，晚年可能手頭會不夠寬裕。

◆感情與家庭

喜歡吃咕咾肉的男人在愛情的遊戲裡是很好的演員。但由於可能表裡不一，造成形象大打折扣。女性不喜歡用腦，偏向於肉體關係。婚後，男性更加自我，自以為是。男女雙方性能力皆強，但邁入中年後就開始走下坡。女性並不會特別性趣高昂，往往在找到終身伴侶時，也對異性失去興趣。

喜歡吃咕咾肉的男女，容易因痛風的毛病而導致關節疼痛。女性不是過重就是過瘦，對疾病的抵抗力很弱。此外咕咾肉家族還得小心肝臟方面的疾病或糖尿病。他們的壽命也比一般人來得短。

附註：

請容我再次申明，所有的肉食應當適度的攝取。肉食有許多種，但所有的肉類都含有很高的脂肪與油，對人體會造成不良的影響。如果要吃肉，以瘦肉為佳，還應當避免加工過的肉類食品。同時，吃肉外也要吃新鮮蔬果，如此方能減緩許多負面作用。

◎零食

◇牛奶糖家族——請讓信用卡留在口袋裡

◆工作與運勢

牛奶糖曾是日本兒童的最愛。包著蠟紙直挺挺地排在紙盒裡，令人想起遊行的兵士。牛奶糖是用焦糖、太妃糖與牛奶凝固而成，切割以後再包裝。

牛奶糖族個性討人喜歡、朋友也多，而且樂於助人。不過要是吃糖過度可就成了好管閒事者。對別人的事很熱心的牛奶糖人，適合走政治路線或當說客。並不是所有牛奶糖族都很實際，但他們在職場中可以扮演協助的角色。如果成為主管，牛奶糖族不要忘了身邊一定要有個能幹的部屬。

牛奶糖人在中年以前大致上過得不錯，但之後可能在財務上會比較辛苦。如果他們能讓信用卡安然待在荷包裡，運氣就應該不錯；萬一不幸超支，可就得當心了。

◆感情與家庭

請當心大啖牛奶糖的人，他們性喜漁色。牛奶糖女子會游走在多名男子之間。但是結了婚就跟一般夫妻沒兩樣。婚姻蜜月期琴瑟和鳴，但是很快會嫌棄配偶。隨著年歲增長，牛奶糖族對性會日漸力不從心。不過，他們仍不改心猿意馬的本色，就算身子骨不夠硬朗到足以內外協調。

如同其他喜愛甜食的人，牛奶糖人可得小心別攝取太多的糖。他們應該養成多吃新鮮蔬果，偶而吃顆糖解解饞就夠了。

◇洋芋片家族——時時換換菜色

◆工作與運勢

如果問你：受歡迎的零嘴，躺在長椅上吃的馬鈴薯，是什麼？也許你很快會想到「洋芋片」。先油炸過後再以鹽調味，說到營養，洋芋片還真乏善可陳。如果你愛吃洋芋片，奉勸你少吃為妙，就是吃，也要避免沾上肥油一堆的沾料。洋芋片加可樂，更是集垃圾食物之大成。

愛吃洋芋片的人，多半人格不成熟。他們個性開朗，但喜歡雞蛋裡挑骨頭。頗有人緣，但朋友一個接著一個換，很少定下來。儘管才能平庸，嘴上倒老是掛著說自己極樂於助人，卻又未見他付諸實行。當洋芋片族在工作上卡不到適合的位子時，他們會喪失信心，繼續轉移到下一個目標。如果他們能改掉這個習性，他們會是服務業與業務的良材。洋芋片族該找個與人共事或能幫助人的工作，如此一來他們就可發揮所長。

洋芋片家族很難說是不是特別幸運，但他們應不斷地鞭策自己——不要輕易地放棄自己珍惜的夢。

◆感情與家庭

喜歡洋芋片的人是風流胚子，他們可以和不同年紀的女人談戀愛。不過即使手到擒來，他們馬上又想換人，著實不是女性的好朋友。

喜歡洋芋片的女子對愛情太講邏輯，慾望多又自私，不懂得妥協，通常也不是良伴佳侶之選。

即使結了婚，洋芋片家族也老愛招蜂引蝶，容易與配偶起爭執。而且有時候不太管小孩，更別提當孩子的朋友了，為人父母其實應該多努力和孩子建立友誼才是。

喜歡洋芋片的人，請多注意身體，小心不要過胖。年輕孩子得少吃點垃圾食物——童年養成的壞習性總是最難改。

◇巧克力家族——朝三暮四，熱情無限

◆工作與運勢

孩子最愛的莫過於巧克力和糖果，父母可得留意了，甜食會壞了小孩的牙。對成人而言，即便是感恩節或情人節都不應放縱自己吃下過多的巧克力。偶爾吃吃甜食也沒什麼不好，但巧克力的擁護者總不知節制，吃下一堆巧克力垃圾，畢竟巧克力不過

就是一堆卡路里。

喜愛巧克力的人善良，確實也討人喜歡，不過容易上當。人家說什麼都信。有人認為他們不夠穩重，總是拿不定主意，壞了好事。如果能夠冷靜並且在工作上安定下來，日後應有不錯的發展。

巧克力族擅長計算，應避免從事勞力工作。他們會是不錯的白領階級，只是很少能爬到高位。

◆感情與家庭

巧克力族在選情人時相當挑剔，喜惡分明。一旦墜入愛河，會將對象理想化。他們愛伴侶，並且相當熱情，只是得注意醋勁別太讓人受不了。

巧克力族在性事上有一堆點子，只是力不從心。他們得給自己定一個不同的菜單，養成多吃新鮮蔬果的習慣，就像他們愛吃巧克力一般。只要改變飲食習慣就會察覺到自己不再那熱愛甜食，也懂得吃得恰到好處。

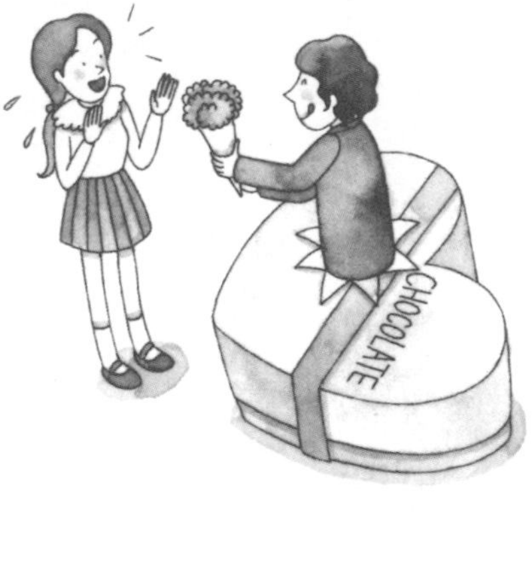

◇餅乾家族——誘人

◆工作與運勢

日本女孩為了喝茶的儀式學插花；美國女孩則是由母親教她們烤餅乾。在國外，當你到別人家中做客，通常女主人會請你吃她烘焙的手工餅乾。愛吃餅乾的人，就像盤中兩三片烤得漂漂亮亮的餅乾一樣，容易相處、令人喜愛。餅乾族的財務狀況不錯，但也可能因為空想，大跌一跤，只要能掙脫出來，最後運氣還是不錯，他們最好能做好最壞的打算。餅乾族在溝通上的技巧極佳——交談時，他們很容易把伙伴也一併帶入。他們手上有錢的話，絕對會讓自己過得舒服。餅乾族喜歡參加開會以及社交場合。他們樂於助人，有時候會被人認為太多事。

◆感情與家庭

不論男女，餅乾族風流韻事不斷，他們會儘可能做到不傷害另一半。餅乾族擁有美滿的婚姻，家庭生活多采多姿。如果丈夫的個性溫和，餅乾女可會是個解放婦女。

性生活上，這些人的能力可以維持到中年，之後就欲振乏力。只要他們吃餅乾時不是把整包掏空，還是可以享有健康。請儘可能選吃含糖及奶油較少的餅乾，以免吃太多損害健康。

◇蜂蜜家族——藏有真愛寶藏

◆工作與運勢

蜂蜜取之於蜜蜂，是大自然所賜的恩物。既可以取代加工的糖，又可以當作食物中的調味料。不過和其它甜食一樣，吃蜂蜜也得適可而止。

喜愛蜂蜜的人思路明確、縝密，適合走學術路線。與人相處融洽，博得別人的信賴。各種活動都喜歡，喜歡集體行動，交遊廣闊，三教九流什麼朋友都有；就像釀蜜的蜜蜂，他們也是勤奮的工作者，並且自我鞭策。他們的努力會有代價。幸運會不斷地到來。

◆感情與家庭

雖然不是歌德那樣的大哲學家，蜂蜜族的熱情不亞於歌德筆下的維特。不過蜂蜜女可就思慮太過合邏輯了，她們擇偶時的理性會教男人抓狂。蜂蜜男也是女性主義的支持者，他們支持配偶在工作上打拚，並讓老婆在決定家中大事

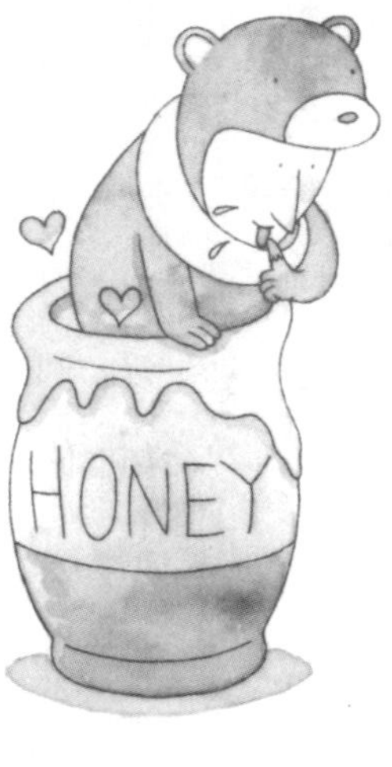

時掌有生殺大權。蜂蜜女擁有長久且美滿的婚姻。蜂蜜男女床上功夫都不錯，並盡可能滿足自己的配偶。

◇冰淇淋家族——群體中表現出色

◆工作與運勢

從前日本人管冰淇淋叫「ice candy」。冰淇淋是將牛乳、煉乳、蛋黃、玉米粉、香料混合，加熱、冷凍而成。每個人在夏天都視之為消暑聖品。

通常喜歡吃冰淇淋的人個性穩定，不過要是被逼得過火，你會看到他們擦槍走火，一旦火山爆發，小心一發不可收拾，那可得等好久才會平息。他們個性謹慎，很少犯錯。喜歡讀書，但成績不佳，其實是因為他們很少對自己滿意，所以愛讀書。他們的發展主要在人際上，適合和一群人一起工作，應多避免自己創業，因為他們不擅於一個人打拚。

◆感情與家庭

冰淇淋家族不解風情，總希望伴侶順著自己，浪漫持續不了多久。冰淇淋女子溫和可人，很容易就找到自己的良人。家庭生活當中他們會面臨一些起伏，但只要冰淇淋男子放手讓妻子管事，仍能擁有和樂的家庭生活。

冰淇淋家族性能力平平。要想飽食冰淇淋，又想擁有健康的話，得吃以脫脂奶粉跟多種天然水果為原料的冰淇淋。

◇爆米花家族——自我控制，贏得尊敬

◆工作與運勢

一樣是玉米，爆米花比玉米能在更多社交場合露臉。這個零食頗受歡迎，但得小心少用奶油和鹽，儘可能用低膽固醇的油脂。

爆米花族不會想得太多，他們天生受人歡迎。適合自己創業，而且規模愈大愈好。爆米花族的業績情況良好，常能為他們帶來財富。他們中年時期，財源滾滾而來，之後運勢穩定。

喜歡爆米花的女性太過坦白直接，常常會因講實話而為自己惹來麻煩。爆米花女子喜歡惹眼的服飾，財運甚佳。就算一個人過也可以過得頗為愜意，而且擁有多位男

性朋友。

◆感情與家庭

爆米花族人相信愛情的威力。男性婚後會背著老婆偷情，他們得學著駕馭情感，才不會引起家庭糾紛。無論發生任何狀況，爆米花男子不會離開配偶。女性則是忠實的伴侶。男女雙方性能力佳，特別是中年時期，但邁入老年時則加速衰退。

這些人身體健康，小心別攝取過多的鹽與奶油。

◇優格家族——多一點自信，多一點順利

近幾十年來，優格成為很受歡迎的點心。許多人將它當做冰淇淋的低脂替代品。如果你喜歡吃優格，多吃低脂且含許多新鮮水果的品牌。最好的辦法是自己加水果，好好款待自己。

◆工作與運勢

喜歡優格的人積極、討人喜歡。他們也喜歡人群，工作認真、敏銳。工作成效佳，過得無憂又無慮。在人群中很安分，如果能更有自信且不怕出頭的話，相信假以

時日可以看到他們名利兼有。

◆感情與家庭

由於個性開朗，優格男對配偶而言相當風趣。不過，有時候似乎太會算計，斤斤計較。若是吝嗇的特質帶入婚姻的話，往往會壞了興緻。優格女對伴侶很好，但在婚後前幾年似乎顯得熱情不足。優格族的床上功夫平平。

優格對身體有益，能增加消化系統裡的益菌，分解高纖食物。當人體吸收抗生素，消滅害菌的同時也會將益菌殺死，優格就有助於保存體內益菌。

◇葡萄乾家族——找靈感嗎？來點葡萄乾吧！

◆工作與運勢

葡萄乾好吃又有益健康，拿來當健康營養、補充活力的點心，或拿來烹調都很好。葡萄乾可提供不含糖份的天然甜味，並含有豐富的維生素、鈣質與礦物質。葡萄乾男女從表面上看來是有所保留的人，但其實是很好的創意人，因為他們思考事情都很透徹，還能想出新點子。打從學生時代開始，甚至終其一生，他們都擁有這項特質。愛吃葡萄乾的人可以成為企業家，也可以是上班族，不論是哪種他人都會尊重並信任他們的判斷。

葡萄乾家族一生的運勢與財富都相當不錯。

◆感情與家庭

葡萄乾家族對選擇終身伴侶非常謹慎，相較於一般人，有晚婚的傾向。婚前，特別是女性，會有一大堆交往對象與約會。一旦結了婚，就會對伴侶信守諾言，在生活上也會有更好的運勢。出門在外的時候顯得較謹慎，回到家裡就能放輕鬆，有說有笑。愛吃葡萄乾的人享有良好的家庭生活並尊重伴侶，性生活不錯，有時會起起伏伏，當他們精力充沛時，敦倫的功夫堪稱一流。

喜歡吃葡萄乾的人健康狀況不錯，但如果吸煙、喝酒、攝取過量的肉類、油脂或飲食調配失當，他們的身體可能有潛在的危機。

◎飲料

◇啤酒家族——滿足於命定的安排

◆工作與運勢

對工作的人而言，最受歡迎的含酒精飲料就是啤酒。許多人會在下班後返家的途中，先到pub喝一大杯沁涼的啤酒。在日本，地方自釀的啤酒多半能打出最受人歡迎的品牌，當然這也依個人口味不同，見人見智。

嗜喝啤酒的人不太花精神想怎麼讓自己更好——通常多靠運氣，頗能滿足於命定的安排，而且不太趕時髦。他們見的人很多，讓人以為人面很廣。但喜愛啤酒的人其實很需要獨處的時間。嗜飲啤酒的人動手比動腦來在行——數字概念不錯，手更巧。如果韌性夠、堅持到最後，往往最後會成功。

◆感情與家庭

喝啤酒族很熱情，但情緒多起伏。啤酒女在戀愛時往往實際且理性。有許多人享有幸福的婚姻，當然免不了還是會有小爭執。只要不會嗜酒成性，他們通常很愛孩子，是很好的父母。豪飲啤酒的人在性上頭成不了超級大明星，但頗能滿足於自己的性生活。為了更健康幸福，得學會節制才行。在啤酒下肚之前，可吃些新鮮蔬菜、不含鹽的堅果，好幫助中和體內對酒精的反應。

◇咖啡家族——無法在世界上稱霸

◆工作與運勢

在便宜的咖啡店裡，你可以隨時點隨時端上熱騰騰的咖啡，可是真正要沖杯好咖啡，真的非常花時間。有許多人花時間在選豆子、磨豆子，講究開水沖咖啡的工夫上。從前日本只有三種咖啡豆可選——阿拉伯的摩卡、夏威夷的可娜，還有巴西的山度斯；如今從世界各地進來的咖啡豆，數都數不清。

咖啡族喜歡有人陪伴，他們親切而友善，但也情緒多變。表面上他們善解人意，實際上卻不太容易相信別人。他們擅於計畫，但多半途而廢，容易放棄，時常事情做到一半就意興闌珊。

咖啡族喜歡桌上擺個咖啡機，會盯著咖啡液滴穿過小洞看得入神：「有沒有什麼法子可以賺錢賺得像咖啡滴得那麼快的？」這些咖啡族，心可是大得很，在財務上也可能高低起伏不定。

◆感情與家庭

當彼此的關係不是那麼順利時，咖啡男很容易先聲奪人：「搞清楚，是妳愛上我的，可不是我愛上妳的。」他們會不顧情面地找藉口來取消約會，譬如像是什麼已經跟換帖兄弟約好了之類的……這些人真該多花些氣力學學什麼叫紳士。

咖啡女則是熱情燃起很快，就算她們真有打算好好談戀愛，也極有可能過一陣子關係就不再持續。一旦結了婚，咖啡男女都得花心力在經營自己的家庭生活上，切記不可動不動就把脾氣發在孩子的身上。

咖啡族得學學喝咖啡該如何適可而止。要是不懂節制，他們可能會有腸胃方面的一堆毛病。

◇可樂家族——不太用大腦只知道喝可樂

◆工作與運勢

可樂究竟是否能讓人神清氣爽？這只有喝的人才知道。有些人很不喜歡可樂的味道。從可樂廣告入進全球各地來看，我們不難瞭解美國軟性飲料領軍市場的威力。在六〇年代有人稱這種現象為「可樂殖民化」。喜歡可樂的人頭腦清晰，但容易中途倦怠臨陣脫逃。他們不見得像廣告說的，一喝可樂，神清氣爽。總之，可樂族無論在天賦與經驗上，都是相當平凡的人。他們顯得蠻不在乎還帶一點暴躁，不過這不影響他的人緣，他們還頗受歡迎的。可樂族不適合獨力作業、自立自主的工作；也不適合要求瑣碎的工作。但如果能找到在團隊或組織當中善用他們的人，可樂族也極有機會成功。

◆感情與家庭

愛喝可樂的男人有時候不受異性的歡迎，因為看起來自我而且強硬，他們嘴上老掛著：「想做就趕快去做」。可樂女子頗有自知之明，她們不會被男人牽著鼻子走。可樂族最好牢記，他們得全力以赴才能真的成功。

在家裡，可樂男有時看似聰明，有時卻又笨笨的。可樂女的婚姻生活倒是能夠趨吉避凶。可樂男可能頗好魚水之歡，卻常力不從心。可樂女能否享受雲雨之樂，都看老公的本事。

可樂族得記住他們嗜飲的飲料沒有營養價值，裡頭盡是些糖水色素。這種飲料會讓部分的孩子過動。這些人應該找新鮮果汁或其他健康飲料，而不要受廣告迷惑或被同儕影響。

◇綠茶家族——兼具理性與感性

◆工作與運勢

幾世紀以來，日本有許多茶迷沉醉於茶道。今天從事營養學的研究人員發現喝綠茶對健康有益：綠茶可以降低罹患胃疾、癌症與心臟血管疾病的可能性。日本一所著名大學在一九九一年發表指出，吸煙族中飲用綠茶者較少罹患呼吸道的癌症。不過這可不是給人可以抽煙的藉口。

喝綠茶的人常有訪客上門。他們很少出門，但多半為人所信任。有學者的特質，長於文學與數學。如果堅持到最後他們多半也能成功，但應避免自創事業。他們喜歡在非商業性機構中獨立工作，如果持續探求與生具有的特長，中年後幸運自會降臨。但如果他們發現在公司當中創意受阻，他們可能徒呼負負，且對自己的人生選擇開始懷疑。

◆感情與家庭

喜愛綠茶的女性通常在感情世界裡會等待心儀的男子先走進來，所以幸福的家庭生活來得比較晚。綠茶女子十分挑剔，一旦墜入情海，卻竭盡忠誠。綠茶男子雖不是精力旺盛的情人，但卻是細水常流型。綠茶男子的老婆或許對性生活不太熱衷，但他們還是仍能享受床笫之樂，綠茶男或許該多花些精神陪伴家人。綠茶男女都能活得健康而且長久。

◇牛奶家族——既快樂又滿足

牛奶對小孩子非常好，它富含鈣質、礦物質與維他命。成長期應多喝牛奶，但成年後則該減量。我推薦喝低脂牛奶，只要喝慣了，它的味道不遜於全脂牛奶。

◆工作與運勢

喜歡喝牛奶的人主動、精力充沛，但思考過於有邏輯。他們的記憶沒有特別好，但擅於企畫並極有創意，所以讓他們參與腦力激盪的工作，他們的發想會一個接著一個，源源不絕。愛喝牛奶的女性儘管有時候會因情緒的波動，而脾氣暴躁或心情不佳，但通常多個性開朗。她們或許不適合做主導人物，但多為上司器重、為下屬敬重。整體來看，愛喝牛奶的人當顧問比當老板合適，他們的財富也隨著年齡增長而漸增。

◆感情與家庭

牛奶男子長於計算與邏輯思考，婚後對伴侶不錯，卻仍不免固執己見。他們的妻子大多個性溫順，雖然有時候也會發發脾氣。

牛奶族的交遊廣闊，但可不是花蝴蝶。他們比較喜歡待在家裡和家人談未來，牛奶族是為家人攢錢的高手，擅於理財的專家。

牛奶族如果想生小孩，他們的孩子會很有規矩，而且勤於課業。有泰半的孩子會念到大學並且在社會上有不錯的出路。嗜喝牛奶的人身體健康，只要多注意牛奶及其他飲食中的脂肪含量，通常也能長命百歲。

◇清酒家族——不懂營造浪漫氣氛

◆工作與運勢

有一句歌詞在日本學生之間傳頌著：「敬神怎無神賜的酒？」相傳在古代的岩見一地，米釀的酒被拿來占卜。洗淨的米倒在瓶中再放在老橡樹的樹幹裡，上頭再加封石蓋。第二年在一個特別的節慶裡拿掉蓋子，觀察瓶中米的多寡來預言當年收成：米量多表示會豐收；米量少表示會欠收。

從某一方面來看，喜歡喝清酒的人被認為愛好自由、樂天知命而且慷慨。但反過來說，喜歡喝清酒的人可以被說成粗心大意，而且匆匆下決定。

他們在事業上的成功與個人的財富，常讓他們拍著胸脯打包票：「這事包在我身上。」不過他們適應社會良好，待人不錯，只是得小心別讓牛皮吹破，讓朋友不相信。清酒族的好運通常會持續到中年，但如果他們不注意節制飲酒的話，運勢會大打折扣。清酒女子做任何工作都能得心應手；清酒男子則不然，他們得找個能定在椅子上的工作，如畫畫、法務與研究工作。

◆感情與家庭

大口大口灌清酒的男性多半穿梭在紅粉陣中——人要是醉了，他們就會予取予求。如果他們自稱質樸憨厚、真誠老實，可別信以為真，說不定說的是謊話。愛喝清酒的老公自我，而且支配慾強，如果一再忽略妻子的需求，糟糠會愈來愈不滿，最後事情會一發不可收拾。

清酒酒量愈好的女人，對關係持久的感情興趣缺缺。而且愛喝清酒的女人頭腦清楚、能幹，是當然的賢內助，工作勤奮還幫夫。不過她們得努力追求成長，否則老公會熱情冷卻。清酒族的性能力時強時弱，可以肯定的是絕不如他們自己吹噓的那麼厲害。他們的房事技巧並不高超，也不興睡前浪漫的那一套。即使他們剛開始敦倫的功夫或許不賴，但有可能很快地就變得性趣索然。

嗜喝清酒的人得注意肝、心、腎臟的疾病。如果酒量控制得宜，他們依舊能擁有健康與長壽。不過還是有很多人因為喝酒過量而英年早逝。

◇碳酸飲料家族——浮誇又愛現

◆工作與運勢

碳酸飲料既解渴又消暑，看一看碳酸飲料的成分再想一想它的養分，可就不是什麼好東西了：不外乎水裡加鹽、碳酸(無機鹽)、酸果汁、糖、人工色素、香料及一些有的沒的東西。所有的成分統統溶在碳酸氣裡。

喜歡碳酸飲料的人容易自戀而且愛現，可能是時尚的意見領袖——他們穿著誇張，異於常人，喜歡被人認為很有智慧，但往往被識破，被認為不務實際。其實他們有太多的負面情緒。他們擔太多的心，結果金錢狀況遠比想像的糟。他們交往三教九流的朋友，但同性居多，不太受異性青睞。而且他們也不易交到好運。

◆感情與家庭

喜愛碳酸飲料的人會經歷到一般的戀愛，但很少費工夫去維護，或保持較親密的關係，也許是他們認為這種關係會把他們綁得太緊。嗜飲碳酸飲料的女性與很多男性保持淡如水的君子之交。碳酸飲料族或許一開始會是好先生或好太太，但很快地會對配偶厭煩。他們的性能力通常在三十多歲時開始消退；要不就是失去熱情，要不就是性趣缺缺。他們活得多半與平均壽命差不多。

◇酒家族——得花精神借錢

◆工作與運勢

酒是一種具有多面傾向的飲料。精選的佳釀可以為美食添色；粗俗的酒水也有人愛，但飲用者多時運不濟。對酒情有獨鍾而上癮的人，為了身體健康與心情平靜，得懂得適可而止才好。

大體而言，愛酒的人多半思緒多元化，唯獨有個大缺點就是多話。他們很喜歡和別人交談，更喜歡一個人滔滔不絕。他們標新立異能吸引不少人，但有人也為他們惋惜。他們為人海派，願意掏腰包借錢給人，但如果他們口不離酒就很難從別人口袋裡要回錢。他們不論是獨立創業或獲得旁人協助，都會相當成功。

愛酒的人傾向於愛抱怨。如果沒有較高遠的動機與志向，所獲得的友誼將僅止於表面。他們應該多花氣力提高自己的「格」，愛酒的人中年以前都有不錯的財運，但隨後就會漸走下坡。

◆感情與家庭

愛酒的人對異性喜惡分明，而且挑剔，結果也就很難定下來。女性對他們的朝秦慕楚很難招架，有些人甚至會自問：「那個男人以為他叫賽潘安嗎？」

女性酒迷有很多同性朋友，不過異性緣可就沒這麼好了。她們或許左右逢源，但戰敗情場的機會也很大。如果她們渴望找到一個男人安定下來，最好還是睜大眼睛等到真命天子降臨。

一旦結婚，男性酒迷不太懂得如何取悅自己和配偶。他們的配偶對老公的薪水袋也不太滿意。這個情勢有可能因為太太也喜歡喝酒而改觀，她們會是家裡掙麵包的人。愛酒的人必須花很大的力氣去維繫婚姻，不過多半會有好的結果。

愛酒的人頗好魚水之樂，床上床下功夫都一把罩。

再叮嚀一句，如果想要健康，這些嗜酒一族每天應在進餐時啜飲一、兩杯，然後絕對不碰。如果他們懂得淺嚐即止，仍然可以健健康康地長命百歲。

◇茶家族——工作上一展長才

◆工作與運勢

紅茶盛產於中亞，十六、七世紀盛行於歐洲。許多文學作品與電影也對當時英國莊園裡的茶會多所著墨。有些人在注入熱水時特別講究，喜歡泡濃茶，也因此釋放出茶葉裡的單寧酸，使得茶過苦失去應有的美味。更糟的是拿湯匙把茶包壓到杯底，好讓「味道」出來。最佳品茶的方式是在茶裡擠進檸檬汁添加它的風味，同時可以去除茶對人體不好的成分。

愛茶族是認真工作的人，工作時，無時無刻都在思考。當他們一邊喝茶一邊陷入長考，會顯得平靜優雅有如王族，令人信賴。喜歡喝茶的女性特別迷人且外向，只要能找到適合個性的工作，總會有機會享受到工作上的成就。喝茶的人特別適合在政府機關或國際性企業裡任職。

◆感情與家庭

愛茶男談起戀愛相當盲目；愛茶女則正相反，她們會抱持謹慎的態度。茶男在婚後會是很好的丈夫，只是有時候會吃太太的醋。茶女則樂於當一個稱職的主婦，但對事業遠比看家帶孩子來得有興趣。談到性，雙方都是精力充沛。

喝茶的人應該多配一些有益健康的茶點，而不是糖分很高的甜點，如此可以讓他們享有健康。

茶的簡歷

根據神話的記載，茶大概是在五千年前，也就是紀元前二千七百年，一些茶葉無意間掉落在一位中國皇帝的熱開水壺裡，因此為人所發現。很少有飲料能像茶一樣能在世界上有那麼大的影響。茶的歷史就像中國的歷史，延著絲路與海上貿易散佈到世界各地，當時還有許多發明如火藥、印刷術與麵也都是如此傳遍開來。茶曾經取代金錢被拿來以物易物，還有一些戰爭也是因茶而起。在英國與日本等地，喝茶還被發展成一種儀式、習俗；全世界還有無數的人以茶提神。

本世紀美國對製茶業有兩大貢獻：一九〇四年在聖路易舉辦的世界博覽會有人調製了冰茶；一九〇八年紐約的湯瑪士蘇利文設計出茶包。炎炎夏日裡，無論在餐廳或是家裡，隨時都可以來杯冰鎮可口的茶。

不僅如此，無數的花樣與調配的茶隨手可得，不過大致上可歸為三大類：紅茶、綠茶與烏龍茶。在美國與英國有九成以上的人都喝紅茶。紅茶經過充分地氧化、發酵，醞釀出令人心醉的香味還有琥珀色的茶液。受到歡迎的紅茶有早餐茶(好的早餐茶與牛奶相當對味)、大吉嶺(喜馬拉雅的茶種與花的混合)、橘香錫蘭(用錫蘭茶調配而成)。

綠茶則省略了氧化的程序，味道細緻，呈現青翠的綠色。茶是由遣唐使由中國傳入日本，進而發展出一套從準備喝茶到泡茶以及飲用的儀式，甚至連在什麼地方喝茶都講究，這就是茶道。由最近的科學報告指出：茶可以清除體內的致癌物質，特別是對抽煙的人，因此喝綠茶可以降低罹患癌症的機率，茶在美國與世界各地大受歡迎。

中國產的烏龍茶只經過一部分的氧化，顏色與味道則介於紅茶與綠茶之間，在中國堪稱國飲。

第五章　食物占卜計分法

下列表格提供給讀者計分用，每張問卷和表格都附上說明。試試看！祝你玩得高興！

程序非常簡單(使用方法請見次頁的範例說明)：

1 從組群表裡頭找出自己喜歡的食物(每一大類中選出一種)
2 在組群表上寫出自己最喜歡的食物
3 圈選食物組群表，並列入相對的分數，加成總和
4 將總和改列在等級表中
5 分析你的得分狀況

1 在組群表裡找出自己喜歡的食物(每一大類中選出一種)

蔬菜（選一）

- □海苔
- ☑蘆筍
- □嫩筍
- □高麗菜
- □胡蘿蔔
- □花椰菜
- □芹菜

水果（選一）

- □蘋果
- □香蕉
- □櫻桃
- □無花果
- □葡萄柚
- ☑葡萄
- □檸檬

海鮮（選一）

- □鯷魚
- ☑鯰魚
- □魚子醬
- □蛤蜊
- □鱈魚
- □鯡魚
- □龍蝦與蝦子

五穀雜糧（選一）

- □麵包
- □腰果
- ☑通心粉
- □燕麥
- □花生
- □胡桃
- □米食

2 在組群表上寫出自己喜歡的食物

寫下喜歡吃的食物		運勢	健康	婚姻與家庭	熱情與性能力	事業與工作	聰明才智
蘆筍	蔬菜	3	3	3	3	3	3
	水果						

3 圈選食物組群表，並列入相對的分數，加成總和

蔬菜	運勢	健康	婚姻與家庭	熱情與性能力	事業與工作	聰明才智
海苔	3	3	3	3	3	3
蘆筍	3	3	3	3	3	3

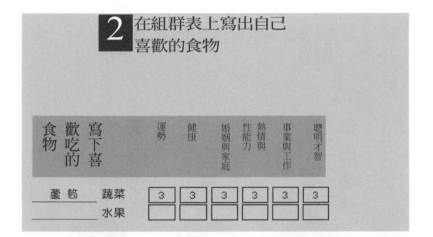

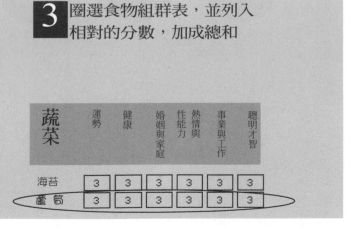

4 將總和改列在等級表中

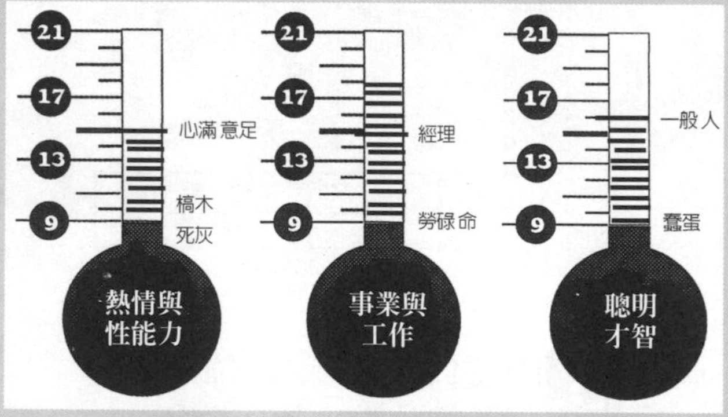

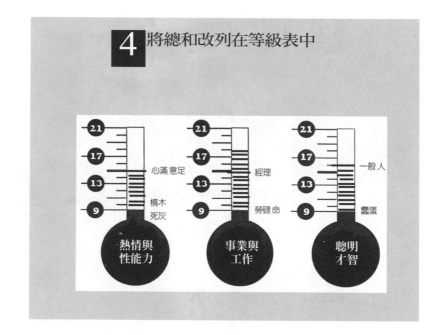

1-1.食物組群問卷表

- 從下列七大類的食物群中各選出一項喜歡的食物。
- 利用下列的圖表來計算出你的人格特徵與性格屬性。
- 如果在某一類食物中喜歡的項目是複選的話，可以取平均值。

將這份問卷多複製幾份，讓其他人也做答，看看結果與事實是否符合。

□芭樂
□奇異果
□荔枝
□芒果
□李子
□枇杷
□棗子
□甘蔗

海鮮

□鯷魚
□鯰魚
□魚子醬
□蛤蜊
□鱈魚
□鯡魚
□龍蝦與蝦子

□蘋果
□香蕉
□櫻桃
□無花果
□葡萄柚
□葡萄
□檸檬
□哈密瓜
□柳橙
□木瓜
□桃子
□洋梨
□鳳梨
□草莓
□橘子
□西瓜
□楊桃
□榴褳

□洋蔥
□馬鈴薯
□南瓜
□蘿蔔
□包心菜
□黃豆
□菠菜
□地瓜
□蕃茄
□蕪菁
□山藥
□薑
□韭菜
□芋頭
□豆苗

水果

蔬菜

□海苔
□蘆筍
□嫩筍
□高麗菜
□胡蘿蔔
□花椰菜
□芹菜
□玉米
□小黃瓜
□茄子
□荷蘭豆
□蔥
□豌豆
□青椒
□蠶豆
□西洋生菜
□蘑菇

1-2.食物組群問卷表

- 從下列七大類的食物群中各選出一項喜歡的食物。
- 利用下列的圖表來計算出你的人格特徵與性格屬性。
- 如果在某一類食物中喜歡的項目是複選的話，可以取平均值。

將這份問卷多複製幾份，讓其他人也做答，看看結果與事實是否符合。

□爆米花
□優格
□葡萄乾

飲料

□啤酒
□咖啡
□可樂
□綠茶
□牛奶
□清酒
□碳酸飲料
□酒
□茶

肉/蛋

□牛肉
□雞肉
□蛋
□羊肉
□豬肉
□火雞
□鴨肉
□鵝肉
□咕咾肉

零食

□牛奶糖
□洋芋片
□巧克力
□餅乾
□蜂蜜
□冰淇淋

五穀雜糧

□麵包
□腰果
□通心粉
□燕麥
□花生
□胡桃
□米飯
□芝麻
□義大利麵
□葵瓜子
□核桃
□中式麵條
□炒飯
□煎餃

□鯖魚
□蠔
□鮭魚
□沙丁魚
□干貝
□燻魚
□鰈魚
□鮪魚
□鮑魚
□螃蟹
□魷魚
□鰻魚
□海蜇
□鰡魚
□貝
□章魚
□鱸魚
□海參
□鯊魚
□白魚肉

2.問卷表

- 寫下你最喜歡的食物
- 由下列的組群表每一組群當中(參考下一頁數據)將分數寫在方格中
- 加總所有分數

寫下喜歡吃的食物		運勢	健康	婚姻與家庭	熱情與性能力	事業與工作	聰明才智
______	蔬菜						
______	水果						
______	海鮮						
______	五穀雜糧						
______	肉/蛋						
______	零食						
______	飲料						
______	總計						

3.食物組群計分表

蔬菜	運勢	健康	婚姻與家庭	性能力	熱情與	事業與工作	聰明才智
海苔	3	3	3	3	3	3
蘆筍	3	3	3	3	2	3
嫩筍	1	2	1	1	1	1
高麗菜	3	3	3	3	2	2
胡蘿蔔	3	3	2	3	3	3
花椰菜	3	3	3	3	3	3
芹菜	3	3	3	2	3	3
玉米	3	3	3	2	2	2
小黃瓜	2	3	2	3	2	2
茄子	2	2	2	1	2	2
荷蘭豆	2	3	1	1	2	3
蔥	2	3	2	2	3	3
豌豆	2	3	3	2	2	1
青椒	2	2	2	2	2	2
蠶豆	3	3	1	2	3	3
西洋生菜	2	3	2	2	2	3
蘑菇	3	3	2	2	3	3
洋蔥	3	3	2	2	3	2
馬鈴薯	3	3	3	2	3	3
南瓜	3	3	3	3	3	3
蘿蔔	3	3	2	2	3	2
包心菜	2	2	3	3	3	3

(對照方格的數字後填入計分表)

蔬菜	運勢	健康	婚姻與家庭	熱情與性能力	事業與工作	聰明才智
黃豆	3	3	3	3	3	3
菠菜	2	3	2	3	2	2
地瓜	3	3	3	3	3	3
蕃茄	3	3	3	3	3	3
蕪菁	2	3	3	1	3	3
山藥	3	3	2	2	2	3
薑	2	1	2	1	2	2
韭菜	3	3	2	2	3	3
芋頭	2	2	2	2	2	2
豆苗	2	2	2	2	2	2

水果	運勢	健康	婚姻與家庭	熱情與性能力	事業與工作	聰明才智
蘋果	2	3	3	2	3	3
香蕉	3	3	3	3	3	2
櫻桃	2	3	2	3	2	3
無花果	3	3	3	3	3	3
葡萄柚	2	3	2	1	2	2
葡萄	3	3	2	2	3	3
檸檬	3	3	1	2	3	3
哈密瓜	3	3	3	3	3	3
柳橙	2	3	2	2	3	3
木瓜	2	3	1	3	2	3

水果	運勢	健康	婚姻與家庭	性能力	熱情與	事業與工作	聰明才智
桃子	2	3	3	3	2	3
洋梨	2	3	3	2	2	2
鳳梨	2	3	1	3	2	2
草莓	3	3	2	2	3	3
橘子	3	3	2	3	3	3
西瓜	2	3	3	3	2	2
楊桃	2	2	2	3	3	3
榴褳	3	3	2	2	2	2
芭樂	2	2	2	1	2	2
奇異果	3	3	3	3	3	3
荔枝	3	3	3	3	3	3
芒果	3	3	3	3	3	3
李子	3	3	3	3	3	3
枇杷	3	2	3	3	3	2
棗子	2	2	2	2	2	2
甘蔗	1	1	2	2	3	1

海鮮	運勢	健康	婚姻與家庭	性能力	熱情與	事業與工作	聰明才智
鯷魚	2	1	1	3	3	3
鯰魚	2	2	2	2	3	2

海鮮	運勢	健康	婚姻與家庭	熱情與性能力	事業與工作	聰明才智
魚子醬	2	2	1	1	2	2
蛤蜊	2	3	1	3	2	2
鱈魚	2	1	2	2	2	2
鯡魚	1	2	1	1	2	2
龍蝦與蝦子	3	3	3	3	3	3
鯖魚	1	2	1	1	1	1
蠔	3	3	3	2	3	3
鮭魚	2	3	1	1	2	2
沙丁魚	2	2	1	1	2	2
干貝	3	3	2	2	3	3
燻魚	2	2	2	2	2	2
鰈魚	2	3	1	1	2	2
鮪魚	2	2	2	2	3	2
鮑魚	2	3	3	3	3	3
螃蟹	3	3	2	2	2	3
魷魚	3	3	3	3	3	2
鰻魚	2	2	2	1	1	2
海蜇	3	3	2	3	3	3
鯔魚	2	2	1	1	2	1
貝	3	3	2	1	3	3
章魚	3	3	3	3	3	2
鱸魚	1	1	2	1	1	1
海參	1	1	2	2	3	2
鯊魚	2	3	2	2	1	2
白魚肉	3	2	3	2	1	1

五穀雜糧	運勢	健康	婚姻與家庭	熱情與性能力	事業與工作	聰明才智
麵包	3	2	2	2	3	3
腰果	3	2	3	3	3	3
通心粉	2	2	2	3	2	2
燕麥	3	3	1	1	3	2
花生	2	2	2	2	2	2
胡桃	2	2	1	2	2	2
米飯	3	3	3	3	3	3
芝麻	3	3	3	3	3	3
義大利麵	3	3	2	3	3	2
葵瓜子	3	2	1	1	2	2
核桃	3	3	3	3	3	3
中式麵條	2	2	3	2	3	2
炒飯	3	3	2	3	3	2
煎餃	1	2	1	1	1	2

肉	運勢	健康	婚姻與家庭	熱情與性能力	事業與工作	聰明才智
牛肉	2	1	1	2	2	2
雞肉	2	2	2	2	2	2
蛋	2	2	3	3	2	2
羊肉	2	2	2	2	2	2
豬肉	2	1	1	1	2	1
火雞	1	2	1	2	1	1
鴨肉	2	1	2	1	2	1
鵝肉	1	1	1	1	1	1
咕咾肉	2	2	2	2	2	2
素食者	3	3	3	3	3	3

零食	運勢	健康	婚姻與家庭	熱情與性能力	事業與工作	聰明才智
牛奶糖	2	1	2	2	1	2
洋芋片	1	1	1	1	1	1
巧克力	2	1	2	1	2	1
餅乾	2	2	3	2	2	2
蜂蜜	3	3	3	3	3	3
冰淇淋	2	2	2	2	2	2
爆米花	3	2	2	2	3	2
優格	3	3	2	2	3	3
葡萄乾	3	3	2	3	3	3

飲料	運勢	健康	婚姻與家庭	性能力 熱情與	事業與工作	聰明才智
啤酒	2	2	2	2	2	2
咖啡	2	1	1	2	2	2
可樂	1	1	1	1	1	1
綠茶	2	3	2	2	2	3
牛奶	3	3	3	2	3	3
清酒	2	1	2	1	3	2
碳酸飲料	1	2	2	1	1	1
酒	2	1	1	3	2	2
茶	3	2	2	3	3	3

4.性格量表

下面這張表格自己可以用，也可以用在另一半、家人、朋友、上司與同事。讓每個人都做做看！

經過計量後，看看準不準。這張表經過設計，適用於男性與女性。

整體平均:將六大種類的總和除以6，在下列的刻度上畫上陰影，比較可以一目瞭然。

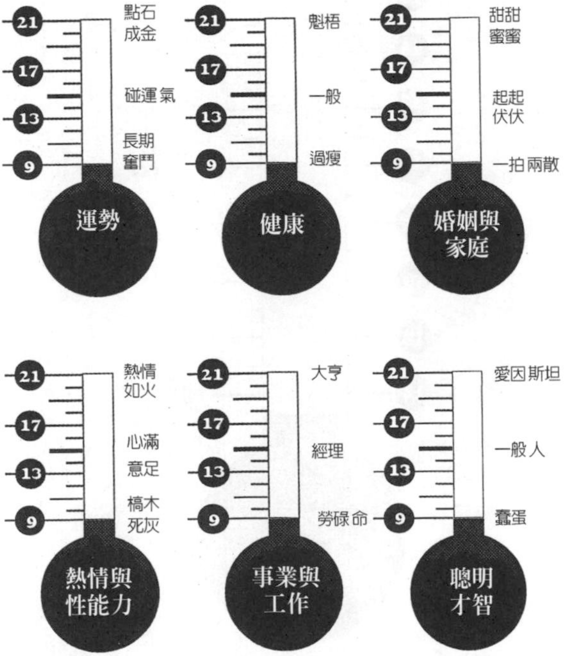

Name：______________________ Date：______________________

5.整體量表

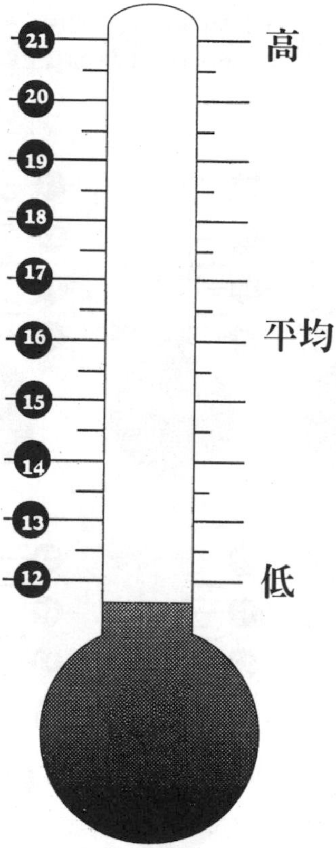

第六章　如何解讀你的分數

◇低得分

如果你在每個組群中得分都很低，不需要太難過。低分並不代表你就是失敗的，只是潛能還未盡數發揮。得分低也可能表示你吃的食物是錯誤的選擇。所以該從重新審視自我，看看自己的生活態度、生活習慣有什麼問題，不再重蹈覆轍。

也許你的得分不高，但在別人眼裡卻綻放著成功的光芒——開名貴轎車、住豪邸、事業順遂。果真如此，何以在某一特定種類中只得了十三或十四分？

答案就在自己身上。你享受豪華生活，卻無法滿足；你也知道在抵達終點前還有一段路要走；滿腔的企圖與抱負在等著施展。因為不滿足，又已做了過河卒子，就只有勇往直前了。在面臨轉捩點的關鍵時刻，過去曾經奏效的方式可能不再有效，一些正面的改變與新方向都會一一呈現。人往往懼於改變，因為那會導致自己進入一個完全不知的蠻荒境地，選擇繼續昨日行徑的理由只是因為習慣使然，但這種生活模式已經不能再滿足你了。生活一成不變，將見樹不見林。飲食習慣亦然，很多人只是因為養癖成癖，縱使知道某些食物吃了對身體不好，卻依然故我。為了讓自己過得更好，有些習慣非改不可。

◇**高得分**

高得分，特別是全面性分數都很高的，表示你對自己大致滿意，但慎防過度自信。只要某一大項的分數較低，對其它項的高得分也將有不良的影響。例如聰明才智得分高，但是事業工作不佳，這就表示不均衡。也許頭腦不錯，但缺乏與人溝通或人際互動的技巧，以致高昇無望。成功的人並不只限於頭腦聰明的人。某些天資平庸之人由於個性與性格得人信賴，自己又有自信，客戶就自動送上門來。這同樣也應驗在熱情與性能力、婚姻與家庭等項目上，均衡是最重要的關鍵，不只就營養面來看，很少有人格特質不是與其它因素互相影響的。賽車可能有一具性能特佳的引擎，潛力無限，但配上爛輪胎或低廉劣質的汽油，肯定無法奪魁。人的身心取得平衡，其它的特質就比較有機會獲得平衡。

◇**平均值**

知道自己的整體平均值時，你會覺得很有意思，先不用太在意得分的高低。單項的大類更加重要。人必須學著攝取、享用，讓自己更健康。多吃得分高的食物，而非只吃現在愛吃的。讓每一個大項的分數都能提高，讓整體平均值也提升，最重要的是，你的健康狀況將會更好。

你可以透過多攝食每大類裡得分三或二的食物，少吃在某一類，得分只有一的食物。分數提升，運勢也會改善。不過這並不代表你必須完全放棄喜歡的食物。栗山養生哲學在於如何讓自己更能擁有並享受健康、均衡的飲食，特別是晚餐。將自己喜歡、得分也高的項目——尤其是新鮮蔬果一一列入菜單吧，想辦法讓得分低的食物影響力降到最低。

隔頁的兩張表格歡迎複製使用。

測試計分表

食物名稱	運勢	健康	婚姻與家庭	熱情與性能力	事業與工作	聰明才智	整體平均

筆記與心得

訂一個目標，讓自己吃得更健康。每天做記錄，改善自己的飲食與健康習慣。

國家圖書館出版品預行編目資料

吃出人格吃運氣＝Fortune telling with food
／栗山德子著；薛芸如譯.--初版.-- 臺
北市：大塊文化，2000[民 89]
面；　公分. -- (smile；31)
ISBN 957-0316-14-4 (平裝)
1.飲食 2.健康法

411.3　　　　89005981

105 台北市南京東路二段25號11樓

廣 告 回 信
台灣北區郵政管理局登記證
北台字第10227號

大塊文化出版股份有限公司 收

地址：＿＿市／縣＿＿鄉／鎮／市／區＿＿＿路／街＿＿段＿＿巷

＿＿弄＿＿號＿＿樓

姓名：

大塊
LOCUS
文化

編號：SM 031　書名：吃出人格出運氣

請沿虛線撕下後對折裝訂寄回，謝謝！

大塊 LOCUS 文化

讀者回函卡

謝謝您購買這本書，爲了加強對您的服務，請您詳細填寫本卡各欄，寄回大塊出版（免附回郵）即可不定期收到本公司最新的出版資訊，並享受我們提供的各種優待。

姓名：＿＿＿＿＿＿＿＿＿＿ **身分證字號**：＿＿＿＿＿＿＿＿

住址：＿＿＿＿＿＿＿＿＿＿＿＿＿＿＿＿＿＿＿＿

聯絡電話：(O)＿＿＿＿＿＿＿＿ (H)＿＿＿＿＿＿＿＿

出生日期：＿＿＿＿年＿＿＿月＿＿＿日 E-mail: ＿＿＿＿＿＿＿＿

學歷：1.□高中及高中以下 2.□專科與大學 3.□研究所以上

職業：1.□學生 2.□資訊業 3.□工 4.□商 5.□服務業 6.□軍警公教
7.□自由業及專業 8.□其他＿＿＿＿

從何處得知本書：1.□逛書店 2.□報紙廣告 3.□雜誌廣告 4.□新聞報導
5.□親友介紹 6.□公車廣告 7.□廣播節目8.□書訊 9.□廣告信函
10.□其他＿＿＿＿＿＿

您購買過我們那些系列的書：
1.□Touch系列 2.□Mark系列 3.□Smile系列 4.□catch系列

閱讀嗜好：
1.□財經 2.□企管 3.□心理 4.□勵志 5.□社會人文 6.□自然科學
7.□傳記 8.□音樂藝術 9.□文學 10.□保健 11.□漫畫 12.□其他＿＿＿＿＿＿

對我們的建議：＿＿＿＿＿＿＿＿＿＿＿＿＿＿＿＿＿＿＿＿
＿＿＿＿＿＿＿＿＿＿＿＿＿＿＿＿＿＿＿＿＿＿＿＿＿＿
＿＿＿＿＿＿＿＿＿＿＿＿＿＿＿＿＿＿＿＿＿＿＿＿＿＿

LOCUS

LOCUS

LOCUS

LOCUS

05788
89.606